남성 15대 질환 길라잡이

대한남성과학회

군자출판사

대표저자 및 편집위원

김세웅 (가톨릭의대)
양대열 (한림의대)
백재승 (서울의대)
서준규 (인하의대)
안태영 (울산의대)
김제종 (고려의대)
박남철 (부산의대)
박종관 (전북의대)
박광성 (전남의대)
이성원 (성균관의대)
문두건 (고려의대)
현재석 (경상의대)
우승효 (을지의대)

남성건강 15대질환 길라잡이

첫째판 1쇄 인쇄 2008년 3월 25일
첫째판 1쇄 발행 2008년 4월 5일
둘째판 1쇄 인쇄 2015년 3월 25일
둘째판 1쇄 발행 2015년 4월 2일

지 은 이 대한남성과학회
발 행 인 장주연
출 판 기 획 이현진
편집디자인 박은정
표지디자인 김민경
일 러 스 트 문승호
발 행 처 군자출판사
등록 제 4-139호(1991. 6. 24)
본사 (110-717) 서울특별시 종로구 창경궁로 117(인의동 112-1) 동원회관 BD 6층
전화 (02) 762-9194/5 팩스 (02) 764-0209
홈페이지 | www.koonja.co.kr

ISBN 978-89-6278-972-0
정가 25,000원

발간사

대한남성과학회는 여러 회원들의 큰 노력으로 1982년 창립된 이후로 국내외적으로 다양한 남성과학 관련 학회를 주도하고 있으며 많은 책자를 발간하여 왔습니다. 지금까지 다양한 학술지와 더불어 한국인의 성(2013), 남자가 성에 대해 알아야 할 모든 것(2011), Modern Oriental Pytotherapy(2010), 남성과학 2판(2010), 남성갱년기(2009), 남성과학 10대 질환의 최신 길라잡이(2008)를 발간하였습니다.

본 학회는 이러한 학술활동과 발간사업을 통하여 빠르게 발전하는 남성과학 분야의 교육, 연구 및 진료에 필요한 최신정보를 서로 공유하고, 근간의 의료환경에의 대처와 비뇨기과 전문의의 위상을 높이고자 타과와 차별화된 남성건강(Men's Health) 세부전문 인증의를 양성하고 있습니다. 대한남성과학회 개원의 연수강좌 및 학술대회와 온라인 교육과정은 남성건강학의 특화된 내용을 전달하고 있습니다. 하지만, 제한된 시간과 공간적 특성으로 부족한 부분도 있을 것으로 판단하였습니다.

이번 '남성건강 15대질환 길라잡이'는 제1판인 '남성과학 10대질환의 최신 길라잡이(2008)'를 확대 개편한 제2판으로, 남성과학의 주요 분야를 모두 아우르는 15대 질환을 선별하여 현재까지 제정된 표준진료지침과 실제 임상에서 도움이 될 수 있는 새롭고 발전된 내용을 길라잡이 형식으로 다루었습니다. '남성건강 15대질환 길라잡이' 는 남성건강 세부 전문의로서 느끼는 갈증을 해소할 것으로 기대합니다.

부족한 일정에도 옥고를 집필해 주신 15분의 책임저자와 30분의 공동저자, 그리고 15분의 감수자께 깊이 감사합니다. 또한 저자 선정과 원고의 정리를 도와주신 기획이사 현재석 교수, 총무이사 문두건 교수, 간행이사 우승효 교수, 그리고 군자출판사 관계자 여러분의 노고를 가슴에 담겠습니다.

2015년 4월

대한남성과학회 회장 **김 세 웅**

발간 축하글

우리나라는 65세 이상의 노인 인구가 급속히 증가하여 이미 고령사회에 들어섰고 초 고령사회로의 진입을 앞두고 있습니다. 고령인구가 늘어나는 만큼 노인 질환과 남성건강에 대한 사회적 그리고 의료계의 관심은 갈수록 증가하고 있고, 비뇨기과 의사의 역할은 더욱 중요해 지고 있습니다. 현 시점에 초판에 이어 의료/사회적 동향에 맞춰 남성건강과 관련된 영역을 아우르는 제2판 '남성건강 15대질환 길라잡이' 를 발간한 것은 시기 적절하고 정말로 축하할 일이라고 생각합니다. 본 책자를 통한 남성건강에 대한 의학적 지식의 이용은 필요로 하는 환자의 요구를 충족시켜주고 환자의 삶의 질을 높이는데 중요한 역할을 하며, 나아가 비뇨기과 의사의 위상을 높일 것으로 기대합니다. 간행과 출판을 위해 애쓰신 김세웅 남성과학회 회장님을 비롯한 편집위원, 저자 및 감수자께 심심한 감사를 표합니다. 또한 남성과학회의 지속적인 발전을 기원합니다.

2015년 4월

대한비뇨기과학회 회장 **주 명 수**

발간 축하글

Mikio Namiki

President of Asia Pacific Society for Sexual Medicine

On behalf of Asia Pacific Society for Sexual Medicine, I celebrate publication for 2nd edition which is added 5 fields of 2015 and continued 2008. The 2nd edition's publication is like the bird fighting its way out of the egg. I'm very pleased that it would be part of process for making Men' health world more extensive than existing andrology.

I believe that this would deliver knowledge for promoting men's health and quality of life high as a clinical doctor. I give big congrats to President Sae Woong Kim who planned publication.

발간 축하글

Nansalmaa Naidan
President of Asia Pacific Society of Men' s Health and Aging

On behalf of Asia Pacific Society of Men's Health and Aging, we celebrate first and second publication for "The Guide of 15 diseases for Men's health" which handles all updated information of andrology with all our members who concentrates for men's health.

I strongly assure adding especially new option regards "Men's health" that includes men's physical and mental health maintaining and antiaging part also adding part for that supplied of previous information, it would huge help to step up with the rapidly changing research and treatment trend for the near future.

발간 축하글

Shigeo Horie
President of Asia Pacific Prostate Society

Andrological field is getting wider even maintain and recovery men's health. Prostate diseases in adult male effect negative affection regardless of age. The first edition included BPH, furthermore this second edition is added prostate cancer, male overactive bladder, and 'Men & Hormone'. So I believe that this 2nd edition would be extensive help to clinician for studies and treatment of men's health.

I always hope to become developing "Korean Society for Sexual Medicine and Andrology" and congrats to president Sae Woong Kim and editorial staffs who made effort for publication and issue of 2nd edition.

목차

발기부전

Erectile dysfunction

CHAPTER 01

백재승 (서울의대)
박남철 (부산의대)
박현준 (부산의대)
이승욱 (한양의대)

발기부전

Erectile dysfunction

서론

발기부전은 만족스러운 성생활을 누리는 데 충분한 발기를 얻지 못하거나 얻더라도 유지하지 못하는 상태로 정의된다. 발기부전은 1950년대까지 주로 정신심리학적 요인에 기인하는 것으로 간주되어 정신과 의사 혹은 심리치료사에 의해 치료되어 왔지만 1960~1980년대에 걸쳐 다양한 음경보형물의 개발과 함께 외과적 치료법이 발기부전의 주요 치료법으로 간주되면서 발기부전의 치료에서 비뇨생식기를 다루는 외과영역인 비뇨기과 의사의 역할이 보다 중요하게 되는 계기가 되었다. 그후 1970~1990년에는 음경 발기의 해부학적 구조와 생리학적 기전 그리고 발기부전의 병태생리학적 기전이 밝혀지면서 발기부전 치료에 선택적 효능을 가진 약물 개발이 가능하게 되었다. 1998년 sildenafil의 시판과 함께 고안된 국제발기능지수(international index of erectile function, IIEF)를 이용한 자가설문평가는 발기부전의 유병률, 진단과 치료적 접근법 뿐만 아니라 전반적인 성문화에도 획기적인 변화를 가져 오게 하였다. 본 진료지침은 국비뇨기과학회(American Urological Association, AUA)와 유럽비뇨기과학회(European Association of Urology, EAU)의 표준진료지침과 그리고 제2차 국제성기능장애 전문가회의(2nd international consultation on sexual dysfunction) 보고서 등에 의거하여 임상에서 쉽게 이용 할 수 있는 발기부전의 진단과 치료 전략을 제시하고자 한다.

1. 유병률(표 1)

발기부전의 유병률은 발기부전의 정의, 조사방법, 지역, 사회문화적 배경에 따라 다양하게 나타나지만 전세계 남성 인구의 10~20% 정도 된다. 실제 발기부전의 유병률은 과거 완전 발기부전만을 대상으로 조사되었지만 경구용 발기부전 치료제와 국제발기능지수개발과 함께 경도와 중등도의 발기부전까지 확대 됨으로써 최대 50% 전후의 유병률을 나타내며 중증도별로 보면 완전, 중등도, 경도로 구분하여 각각 약 10%, 30% 및 20% 분포되는 것으로 보고되고 있다. 우리나라에서는 40세 이상의 성인 남성의 약 40%에서 발기부전 증상을 호소하여 약 200만 이상의 환자군이 있을 것으로 추정된다.

2. 병태생리와 원인

음경발기는 적절한 내분비 환경 하에 신경혈관계가 복합적으로 작용하는데 음경에 동맥혈류가 유입되어 음경해면체가 팽창되어 음경 백막 밑을 지나는 정맥이 압박되어 음경이 강직상태에 이르는 현상이다. 이를 단계적으로 보면 뇌로 전달된 성적 자극으로 시상하부의 내시각교차전구역(medial preoptic area, MPOA)과 실결핵(paraventricular nucleus, PVN)에서 나온 발기 신호가

표 1. Risk factors for the development of erectile dysfunction

- Advanced age
- Poor general health status/chronic disease
- Diabetes mellitus
- Obesity
- Cardiovascular disease
- Chronic renal failure
- Prostate disease
- Dyslipidemia
- Low socioeconomic status
- Smoking
- Psychiatric disorders
- Medications
- Pelvic surgery/trauma
- Late onset male hypogonadism
- BPH/LUTS

척수를 경유하여 천수 2~4째 신경을 따라 음경에 전달되어 음경 혈관과 해면체 평활근 이완을 유발함으로써 발기가 시작된다. 음경발기의 신경조절은 평활근을 수축시키는 교감신경과 평활근을 이완시키는 부교감신경의 상호작용에 의해 이루어진다. 음경 평활근의 국소 이완기전은 Nitrergic nerve에서 분비되는 산화질소와 부교감신경의 활성에 의해 혈관내피세포에서 분비되는 산화질소가 guanyl cyclase를 활성화시켜 세포내 cGMP (cyclic guanosine monophosphate)의 생성을 증가시키는 데 cGMP에 의해 평활근 이완이 유도된다. 음경에서는 cGMP가 제5형 PDE (phosphodiesterase)에 의해 비활성화 되는 데 최근에 이용되고 있는 경구용 발기부전 치료제는 제5형 PDE (phosphodiesterase) 억제제로서 cGMP 활성도를 유지시키는 작용에 의해 음경발기를 유발하는 효과를

표 2. Common medications associated with erectile dysfunction

- Thiazide diuretics
- Non-selective β-blockers
- α-blockers
- Methyldopa
- Antipsychotic medications
- Tricyclic antidepressants
- Selective serotonin reuptake inhibitors
- Antiandrogens
- 5α-reductase inhibitors
- Highly active retroviral therapy
- Large quantities of alcohol

나타내게 된다.

발기부전의 위험인자(표 2)는 당뇨병, 고혈압, 고지혈증, 비만 등의 대사증후군, 심장질환, 우울증 등의 정신 질환, 복용약물 등이 있다. 또한 남성갱년기증후군, 전립선 비대증, 하부요로증상 등의 비뇨생식기질환도 위험인자로 간주된다.

진단

발기부전의 진단은 병력청취, 신체검사, 검사실 검사 및 전문검사로 이루어져 있다. 발기부전의 평가는 위험요인을 조사하고 원인이 되는 기저질환을 알아내고, 발기부전의 정도에 따라 환자의 개인에 맞는 치료방침을 정하는데 도움이 되어야 한다.

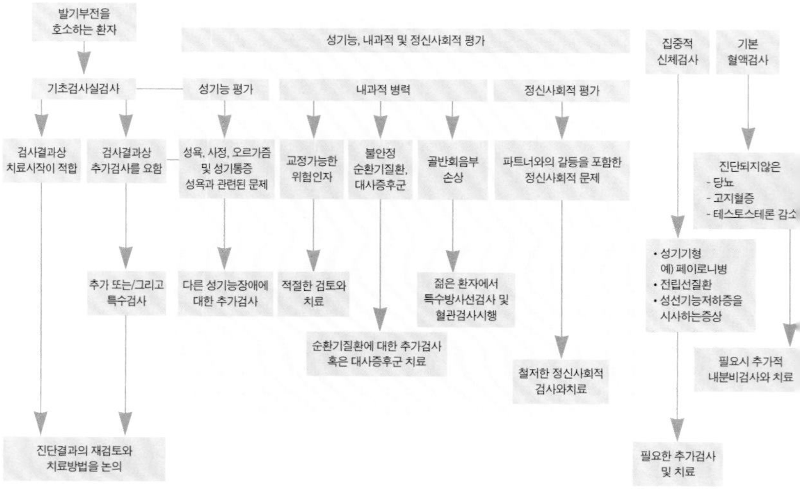

그림 1. 발기부전의 진단

1. 병력

1) 성병력

발기부전의 시작 시기와 이와 동반된 특별한 병력을 물어보고, 성관계시와 자위행위시의 발기능의 차이, 성욕 감퇴, 사정량 감소 및 극치감 장애의 동반 유무 등을 조사한다. 발기부전이 일시적인지, 혹은 지속적인지, 다른 성기능 장애(ex, 페이로니병, 조루증 등)가 동반되었는지, 발기의 강도 및 지속시간, 야간수면발기가 가능한지 여부를 알아본다. 우리나라 진료환경에서 쉽지는 않지만 성상대자를 함께 면담하여 성생활에 대한 정보를 추가로 얻는 것이 도움이 된다. 환자와의 면담은 프라이버시를 유지할 수 있는 독립된 공간에서 편안한 분위기에서 이루어져야 한다.

2) 일반 병력

발기부전과 밀접한 관련성이 입증된 심혈관계 질환 혹은 심혈관계 위험인자를 파악하는 것이 필요하다. 고혈압, 당뇨병, 이상지질혈증 등의 동반질환에 대한 확인이 필요하다. 이외에도 뇌졸중, 우울증, 흡연, 알코올중독증 및 약물 중독 여부를 확인한다. 신질환, 간질환, 신경질환 등의 만성질환의 유무를 조사하고 항고혈압제와 같이 발기력에 영향을 미칠 수 있는 약물 복용 여부도 알아보아야 한다. 골반이나 척추의 손상이나 수술력, 방사선 치료 여부를 파악하고, 특히 직장이나 전립선 수술 등에 대한 면밀한 문진이 필요하다.

3) 심리학적 평가

경험 있는 의사라면 병력 청취 도중 어느 정도의 심리학적인 평가가 가능하다. 병력 청취 도중 발기부전의 문제가 일차적으로 심리학적 문제로부터 기인하였거나 파트너와의 관계에 있어서 심각한 문제가 있다고 판단하면 먼저 정신과 전문의에게 의뢰하는 것을 고려할 수 있다.

4) 설문지 검사

국내에서 가장 흔히 사용되는 발기부전 관련 설문지로는 IIEF (International Index of Erectile Function)와 IIEF-5가 있다. IIEF는 1999년 한국어 번역본에 대해 타당도와 민감도 평가 후 사용되어 왔다. 발기능, 극치감, 성욕, 성교만족도, 전반적인 성생활 만족도 5가지 영역의 15개 문항으로 구성되어 있다. 일상적인 진료환경에서는 5문항으로 줄인 IIEF-5가 유용하게 사용된다. IIEF-5는 지난 6개월간의 성기능 상태를 반영하는데 각 문항마다 0 또는 1점에서 5점으로 이루어져 있으며 발기부전을 선별검사하고 증상의 정도를 파악하는데 도움이 된다. IIEF-5 한국어 번역본에서 발기부전 여부를 판단하는 절단치는 17점이며, 설문지 점수 총 합에 따라 정상(18~25점), 경증 발기부전(14~17점), 중등도 발기부전(10~13점), 완전 발기부전(9점 이하)으로 분류한다.

2. 신체검사

전체적인 건강상태와 이차 성징 유무를 관찰하고 고환의 크기와 경도, 음경에서 페이로니병에 의한 결절의 유무 등을 확인한다. 50세 이상의 환자에서는 직장수지검사를 통하여 항문주위 감각, 구해면체반사(bulbocavernous reflex), 항문긴장도 등 간단한 신경학적 검사를 시행할 수 있으며 전립선의 촉지가 가능하다. 키, 몸무게, 체질량지수를 측정하고 혈압과 심장박동수도 측정한다.

3. 검사실검사

검사실검사는 환자가 호소하는 증상과 파악된 위험요인에 따라 선택적으로 시행하는 것이 좋다. 공복혈당, 지질프로필(lipid profile), 테스토스테론 측정은 모든 환자에서 기본적으로 시행된다. 테스토스테론은 오전 7시와 11시 사이에 측정한다. 병력청취와 신체검사에서 생식선저하증이 의심되는 경우에는 prolactin, LH (luteinizing hormone), FSH (follicular stimulating hormone) 등의 호르몬검사를 추가로 시행한다. 전립선질환의 추가 검진이 필요한 경우 혈청 PSA (prostate specific antigen)를 측정한다.

4. 전문검사

대부분의 발기부전 환자들은 기본검사를 시행한 이후에 치료를 받게 되지만 일부의 환자들에서는 전문 검사가 필요하다. 골반부나 회음부 손상 병력이 있는 젊은 남성의 경우 혈관재건술의 적응증이 될 수 있는지를 확인하기

표 3. **특수진단검사의 적응증**

- 일차적 발기부전(심인성 또는 기질성 발기부전으로 확진되지 않은 경우)
- 골반, 회음부외상의 병력이 있는 젊고 혈관수술을 통하여 치료가능성이 있는 환자
- 음경부 변형이 있으며(페이로니병, 선천성 음경만곡 등) 외과적 교정이 요하는 환자
- 복합성 정신장애 또는 정신성적 장애가 있는 환자
- 복합성 내분비장애가 있는 환자
- 환자, 또는 환자보호자의 요구가 있을때
- 의료법률적인 이유 (음경보형물 삽입술, 성적학대 등)

위한 전문 검사가 꼭 필요하다. 일차성 발기부전, 페이로니병과 같은 음경의 이상으로 수술적 치료를 계획하고 있는 경우, 일차요법에 반응하지 않는 경우, 복잡한 내분비 혹은 정신적 문제를 가지고 있는 경우도 전문 검사의 적응증에 속한다. 이혼이나 성범죄와 관련된 법의학적 목적으로 시행될 수 있으며, 환자가 요구하는 경우에 시행하기도 한다(표 3).

1) 혈관계검사

(1) 해면체내주사검사(intracavernous injection test)

혈관확장제를 해면체내로 주입 후, 시청각 성자극과 수지자극을 겸한다. 정상의 기준은 명확하지 않으나 일반적으로 주사 10분 후 평가를 시작하여 꺾이지 않는 단단한 발기가 30분 이상 지속되는 경우를 정상으로 평가한다. 주사후 발기가 이루어지면 정맥폐쇄기능은 괜찮다고 판정할 수 있으나 심하지 않은 동맥성 발기부전의 가능성은 배제할 수 없다는 진단적 한계를 지닌다. 그러나 경구용 약물요법에 실패한 환자에서, 해면체내 자가주사법의 적용 가능성을 알아보는 데는 도움이 된다.

(2) 음경복합초음파검사(penile duplex ultrasonography)

혈관확장제를 해면체내로 주사하고 도플러 스펙트럼을 이용하여 음경의 혈류상태를 측정하는 검사이다. 해면체동맥의 최고수축기유속(peak systolic velocity, PSV)과 음경혈액의 누출을 간접적으로 반영하는 확장말기유속(end diastolic velocity, EDV)의 측정이 중요하다. PSV가 가장 중요한 평가인자로서 일반적으로 30 cm/sec을 초과하면 정상으로 판정하며, EDV의 정상치는 5 cm/sec 미만이다. PSV와 EDV의 차를 PSV로 나눈 값을 저항계수(resistive index)라 부르며 0.8을 초과하면 정상으로 간주한다. 음경복합초음파검사에서 정상 소견을 보이면 더 이상의 혈관계 검사는 필요치 않다.

(3) 내음부동맥조영술(internal pudendal arteriography)

음경복합초음파검사에서 이상소견을 보이며 혈관재건술을 고려하는 환자에서 시행한다. 외상이나 수술에 의해 혈관손상으로 인한 발기부전이 의심되거나 비교적 젊고 죽상경화증과 같은 전신적 혈관병리가 없는 환자에서 선택적으로 시행된다.

(4) 역동학적 음경해면체내압측정술(dynamic infusion cavernosometry, DICC) 및 음경해면체조영술

DICC와 음경해면체조영술은 음경해면체에 바늘을 꽂아 시행하는 침습적인 검사로 음경동맥조영술과 마찬가지로 혈관재건술 시행을 고려하는 환자에서 선택적으로 시행될 수 있다. 해면체 평활근이 완전 이완된 상태에서 해면체내압을 100 mmHg 이상 유지하는데 필요한 유량이 3~5 ml/min 이하이며 해면체내압이 150 mmHg에 도달했을 때 수액주입을 멈추고 30초간 압력감소가 45 mmHg 이하인 경우 정상으로 판정한다.

2) 시청각성자극(audiovisual sexual stimulation, AVSS) 및 야간수면중 발기검사(nocturnal penile tumescence and rigidity, NPTR)

비디오를 이용한 시청각 자극 발기 검사는 Rigiscan® (Dacomed, USA)를 이용하여 실제 성적 자극에 의한 발기능을 측정할 수 있다는 장점이 있다. 수면중 발기검사인 경우 수면환경과 심리적 부담감으로 인해 결과의 오류가 있을 수 있으므로 3일 밤을 연속 측정해야 하며 검사결과의 분석은 연구자마다 다양하게 보고하고 있는데, 음경둘레가 적어도 기저부에서 3 cm, 원위부에서 2 cm 이상 변화가 있고 강직도가 70% 이상이면 정상 발기이고, 정상 발기의 횟수가 8시간에 3~6회, 1회 평균 발기 시간은 10~15분이 되어야 한다. 발기부전을 호소하는 환자가 이와 같은 발기검사에서 정상을 보이면 심인성 발기부전의 진단이 가능하다. 비정상일 때는 기질성 발기부전을 시사하나 수면장애, 우울증, 신경계 질환 등은 예외에 속한다.

3) 신경학적 검사

발기부전이 사고나 수술과 관련성이 있는지를 알아보기 위한 법의학적인 목적으로 주로 시행된다. 발기현상에 주된 역할을 담당하는 자율신경계를 평가할 수 있는 확립된 방법은 없다. 체신경계를 평가하는 구해면체반사지연(bulbocavernous reflex latency, BCRL) 검사와 음부신경 체감각유발전위(somatosensory evoked potentials, SEP) 검사가 주로 시행되는데 정상과 비정상을 구분하는 기준치가 확실하게 정립되어 있지는 않다.

치 료

발기부전의 치료 전략은 치료법에 대한 이해를 위한 환자와 성파트너 상담과 치료법의 단계적 적용으로 구성된다(그림 2).

1. 초기 치료와 치료법에 대한 환자 상담

발기부전 치료는 기질적 동반질환과 성심리학적 이상의 확인으로부터 시작된다. 현재 발기부전에 적용 가능한 치료법은 경구용 PDE5 억제제, 해면체내 주사요법, 진공압축기, 혈관계 수술적 치료, 음경보형물삽입술 등이 있으며 각 치료법을 단계적으로 고려해야 하는데 치료의 침습도 및 위험도 그리고 치료 효율의 양면을 균형 있게 고려하여야 한다.

성심리치료는 단독 치료 보다는 위에서 기술한 다른 치료법과 병용할 때 효과적이다. 전문적인 치료가 아니더라도 간단한 교육, 설명, 심리적 지지 등이 일부 환자에서는 효과적일 수 있다.

적절한 치료방법을 결정하기 위하여 환자와, 가능하다면 성파트너와도 함께 상담을 해야 하며 현재 적용 가능한 치료법의 종류와 각 치료법의 장단점을 충분히 설명해 주어야 한다. 치료법의 선택은 환자와 성파트너의 선호도와 의사의 각 치료법에 대한 기대, 경험, 판단 등을 같이 고려하여 선택한다.

2. 발기부전과 동반질환

1) 교정 가능한 발기부전의 위험인자

고혈압, 당뇨, 고지혈증 등의 심혈관계 위험인자가 발기부전의 위험인자와 일치한다는 것은 잘 알려진 사실이다. 심혈관계 위험인자들 중 흡연, 비만, 운

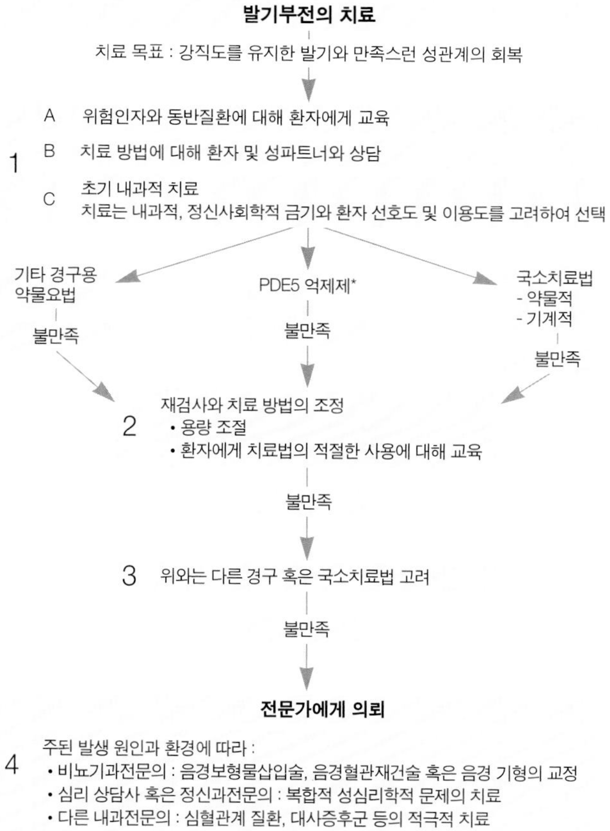
발기부전의 치료
치료 목표 : 강직도를 유지한 발기와 만족스런 성관계의 회복
1
A 위험인자와 동반질환에 대해 환자에게 교육
B 치료 방법에 대해 환자 및 성파트너와 상담
C 초기 내과적 치료
치료는 내과적, 정신사회학적 금기와 환자 선호도 및 이용도를 고려하여 선택
기타 경구용 약물요법
PDE5 억제제*
국소치료법
- 약물적
- 기계적
불만족
불만족
불만족
2
재검사와 치료 방법의 조정
• 용량 조절
• 환자에게 치료법의 적절한 사용에 대해 교육
불만족
3 위와는 다른 경구 혹은 국소치료법 고려
불만족
전문가에게 의뢰
4
주된 발생 원인과 환경에 따라 :
• 비뇨기과전문의 : 음경보형물삽입술, 음경혈관재건술 혹은 음경 기형의 교정
• 심리 상담사 혹은 정신과전문의 : 복합적 성심리학적 문제의 치료
• 다른 내과전문의 : 심혈관계 질환, 대사증후군 등의 적극적 치료

*PDE5 억제제가 가장 많은 환자들에게 선호되는 치료법임.

그림 2. 발기부전의 치료 전략

동부족 등은 생활양식의 변화를 통하여 교정 가능한 위험인자들이다. 이들 인자들은 발기부전의 치료뿐만 아니라 예방을 위해서도 적극적인 교정이 필요하며 교정을 시행할 경우, 혈관기능이 향상되어 발기부전의 예방 또는 회복이 기대된다.

2) 심혈관계 질환이 동반된 발기부전 환자의 치료

심혈관계 질환과 발기부전은 내피기능이상과 죽상경화증이라는 공통적인 병태생리학적 기전을 가지므로 발기부전 환자는 흔히 심혈관계 질환을 동반하고 있다. 일반적으로 성행위는 3~4 METS (metabolic equivalents) 정도의 에너지를 필요로 하지만 성행위 도중 교감신경의 활성화로 인한 혈압과 심박수의 상승 정도는 동일한 METS의 다른 신체활동에 비하여 높은 것으로 알려져 있다. 과거에는 2층 계단을 별 다른 심장 증상 없이 오를 수 있는 정도라면 성행위에 아무런 문제가 없다는 의견이 있었으나, 이러한 METS 이외에 정신적 혹은 심리적 영향에 기인하는 자율신경계 활성화의 차이로 인하여 계단을 오르는 것과 성행위는 구분되는 신체활동으로 보아야 한다. 건강한 남성에서 다른 신체 활동에 비하여 성행위는 비치명적(nonfatal) 심근경색증의 발생 상대위험도를 2.5배(95% CI, 1.7~3.7) 증가시키고, 심근경색증의 병력이 있는 환자에서는 상대위험도가 2.9배(95% CI, 1.3~6.5) 증가한다. 그러나 절대적인 심근경색증 발생 빈도는 매우 낮아 심근경색증의 병력이 있는 환자에서도 성행위로 인한 심근경색증의 발생 빈도는 20/1,000,000/hr 정도에 불과하다. 심혈관계 질환이 동반된 발기부전 환자의 치료 지침을 마련하기 위하여 2006년 제2회 Princeton Consensus의 결과 지침이 제시되었므로 이 내용을 소개한다(표 4). 심혈관계 질환이 있는 환자들을 그 위험도에 따라 세 군으로 나누어 저위험군의 경우 별다른 검사

표 4. **심혈관질환 환자의 성생활에 대한** Princeton Consensus (2006)

위험도의 정도	심혈관질환의 종류	치료지침
저위험군	• 성별을 제외한 무증상의 관상동맥질환 위험인자 3개미만 • 조절되는 고혈압 • 경미한 안정형 협심증 • 성공적인 관상동맥 혈관재건술을 받은 경우 • 6-8주가 지난 합병증이 없는 심근경색 • 경도의 판막질환 • 일상생활에 지장이 없는 좌심실부전이나 울혈성 심부전	• 일차 진료에서 관리 • 모든 1차 치료법을 고려 • 주기적으로 재평가 (6-20개월)
중간 위험군	• 성별을 제외한 관상동맥질환 위험인자가 3개 이상 • 중등도의 안정형 협심증 • 최근 2-6주 사이의 심근경색 • 걷는 활동만으로도 호흡곤란이 있는 중증 좌심실부전 , 울혈성 심부전 • 비심장성 죽상동맥경화증 병변 (뇌졸증 병력포함)	• 전문적인 심혈관계 검사 필요 (운동부하검사, 심초음파) • 심혈관계 평가결과에 따라 고위험군으로 재분류
고위험군	• 불안정형 혹은 재발성 협심증 • 조절되지 않는 고혈압 • 일상생활의 현저한 제한과 휴식시에도 호흡 곤란이 있는 좌심실부전, 울혈성심부전 • 최근(2주이내)의 심근경색, 뇌졸중 병력 • 고위험 부정맥 환자 • 폐쇄성 비후성 심근병증 • 중증도 또는 중증 판막질환	• 우선적으로 심장전문의에게 심혈관계 질환의 치료를 의뢰 • 심장상태가 안정될 때까지 또는 심장 전문의가 성행위를 다시 시작해도 좋다는 결정을 내릴때까지 발기부전 치료를 보류

심혈관 질환의 위험인자: 나이, 고혈압, 흡연, 당뇨병, 비만, 고지혈증, 늘 앉아 있는 생활양식, 남성 혹은 폐경기 이후 여성

없이 일차 치료법을 적용할 수 있고, 고위험군의 경우 심장상태가 안정화 될 때까지 발기부전 치료는 물론 성행위가 금지되며, 중간 위험군은 추가적인 검사를 통하여 저위험군 이나 고위험군으로 재분류 하여야 한다.

3. 비수술적 치료

1) PDE5 억제제

금기증에 해당되지 않는다면 경구용 PDE5 억제제는 발기부전 환자에게 우선 적용해야 하는 일차 치료법이다. 1998년 sildenafil의 성공적인 개발 이래 2003년 vardenafil과 tadalafil, 2006년과 2007년에 국내 제약사에 의해서도 udenafil과 mirodenafil이 각각 개발 시판된 바 있다. 아직까지 이들 약제들의 효과를 간접적으로 비교해 보고자 하는 meta-analysis의 시도는 있었지만 직접적으로 비교한 연구는 없는 실정이다. 각 약제의 특징을 하나로 초점을 맞추면 sildenafil과 vardenafil은 음경강직도, tadalafil은 작용시간, udenafil은 이들 약제의 중간정도, 그리고 mirodenafil은 부작용 빈도 측면에서 장점을 가진다.

약물역동학(pharmacokinetic)과 부작용 profile은 다소 차이가 있다. 모든 약제는 주로 간대사에 의해 처리되므로 간기능장애나 cytochrome P450에 영향을 미칠 수 있는 약물과 병용 투여 시 약물용량의 조절이 필요하다. 약물부작용은 대부분 안면홍조, 코막힘, 두통 등과 같은 말초성 혈관확장에 의해 발생하며 모든 약물에서 비슷한 발생률을 보인다. Sildenafil, vardenafil 및 udenafil은 tadalafil에 비하여 PDE6에 교차반응이 있어 시각관련 부작용이 발생할 수 있다. Tadalafil은 PDE11에 교차반응이 있으나 아직까지 임상적으로 이와 관련된 부작용은 보고된 바가 없다. 요통이 간혹 발생할 수 있는데 아직까지 그 발생기전을 정확히 모르지만 tadalafil을 복용한 경우 에서 흔한 것으로 알려져 있다. 그 외 vardenafil 복용 후 심전도에서 경한 QT interval 지연을 보이는 경우가 있다.

유기질산염(organic nitrate) 제제를 복용하고 있는 환자들은 PDE5 억제제 사용이 금기시된다. 유기질산염 제제의 종류가 다양하므로 조금이라도 의심스러운 경우 약물 성분을 확인해야 한다. 아직까지 유기질산염 제제와 PDE5 억제제 복용 사이의 안전한 간격에 대해서는 정론이 없으나 sildenafil 복용 후 24시간, tadalafil 복용 후 48시간이 경과하면 유기질산염 제제의 투여가 가능한 것으로 알려져 있다.

알파차단제를 투여중인 전립선 비대증 환자에서는 약 6시간의 간격을 두고 PDE5 억제제를 투여하는 것이 안전하다.

PDE5 억제제를 지속적으로 사용하고 있는 환자들의 추적 방문에서는 약물의 효과, 부작용, 다른 병용약물을 포함한 건강상태의 변화 등을 점검해야 한다. PDE5 억제제에 반응하지 않은 경우 다음 치료법으로 이행하기 전 이전의 PDE5 억제제 시도가 적합하게 이루어졌는지를 평가해야 한다. PDE5 억제제가 모든 발기부전 환자에게 효과적인 치료는 아니지만 내분비이상, 음식물이나 병용약물의 영향, 적절치 못한 복약시간, 충분하지 않은 성자극, 과도한 알코올 섭취, 성파트너와의 문제 등이 치료실패의 원인이 될 수 있다. 이러한 환자들에서는 약물 기전과 복용에 대한 재교육, 파트너와의 문제에 대한 상담 등으로도 PDE5 억제제에 대한 비반응군을 반응군으로 전환시킬 수 있다(그림 3). 충분한 시도에도 PDE5 억제제에 반응하지 않은 경우 다른 PDE5 억제제 혹은 다음 단계의 치료법의 이득과 위험성에 대해 충분히 설명하여야 한다.

경구용 약물치료에 대한 비반응군

↓

약물복용에 관한 평가
- 복약시간
- 투여용량
- 성적자극 유도
- 성교시도 횟수
- 음식 및 약물 상호작용

↓

정신과적 평가
- 혼인상태: 성파트너 유무
- 파트너와의 관계
- 파트너의 건강상태 및 동반질환
- 파트너의 성병력 및 건강

↓

상담 및 복약지도 후 재시도 (4회)

↓

다른 종류의 PDE5 억제제로 재시도 (최소 4회)

그림 3. 경구용 약물요법 비반응군의 치료 전략

2) 해면체내 주사요법

Papaverine, phentolamine, PGE1 을 혼합한 삼중복합제가 사용되고 있으며 의료진에 의하여 각 환자에 맞는 용량, 안전한 사용법, 부작용(특히 지속발기증) 발생 시 대처요령 등에 대한 충분한 교육이 이뤄진 후 첫 시험 투여는 의사의 감독 하에 시행되어야 한다. 1회 주사 후 24시간 이상 경과한 후 다음주사가 가능하다. 해면체내 자가주사법을 처방하는 의사는 ① 환자에게 4시간 이상 발기가 지속되는 음경지속발기증이 발생할 수 있음을 설명해야 하며 ② 지속발기증이 발생하였을 때 응급 처치 계획이 수립되어 있어야

하며 ③ 환자는 이러한 일이 발생하였을 때 즉시 의료진에 보고할 수 있도록 교육을 받아야 한다. 신속한 처치로써 해면체 손상을 최소화 할 수 있다.

3) 진공압축기(VTD)

진공압축기구는 비침습적이며 가역적인 치료법으로서 불충분한 발기력을 증대시켜주므로 발기력증강을 요하는 어떤 환자에게도 적응될 수 있다. 특히 발기력 증강이 필요한 부분발기부전 환자에게서 효과적이다. 하지만 사용방법이 귀찮고 음경에 냉감이나 멍이 생기거나 사정이 차단되는 단점이 있을 수 있다. 출혈성 소인이나 항응고제를 사용하는 환자에서는 금기가 된다.

4) 다른 비수술적 치료

(1) 남성호르몬 보충요법

혈청 테스토스테론치가 정상인 경우 발기부전의 치료법으로 권장되지는 않으나 발기부전을 동반한 저테스토스테론혈증 환자에서 PDE5 억제제와 병합요법은 도움이 될 수 있다.

(2) Trazodone, Yohimbine, 알파차단제 및 다른 herbal therapy

발기부전의 치료법으로 권장되지는 않는다. 현재까지 소규모지만 무작위, 위약대조 연구를 통하여 효과가 객관적으로 입증된 것은 고려홍삼 한가지뿐이다.

4. 수술적 치료

1) 음경보형물삽입술

음경보형물 삽입을 고려하고 있는 환자(가능하면 환자의 파트너와 함께)

에게는 술 전 다음 사항들에 대한 정보가 제공되어야 하는데, 적용 가능한 보형물의 종류, 감염과 미란(erosion)의 가능성과 그 결과, 기계적 고장과 이에 따른 재수술, 정상적인 발기 상태의 음경과의 차이점(음경단축 포함), 실패하여 보형물 제거 시 다른 치료법의 효과가 저하된다는 것 등이다. 감염은 보형물 수술에 있어 최악의 합병증이다. 전신, 피부 혹은 요로계의 감염이 있는 상태에서 보형물 삽입을 시행해서는 안된다. 그램양성균과 그램 음성균을 광범위하게 예방할 수 있는 항생제를 수술전에 투여해야 한다. 음부 면도는 수술장에서 수술 직전에 시행해야 하고 항생제 투여는 술 후에도 충분히 복용하도록 한다.

2) 혈관계 수술적 치료

(1) 음경정맥재건술

발기부전의 치료법으로 권장되지 않는다.

(2) 음경동맥재건술

음경동맥재건술은 다른 부위의 혈관질환의 증거가 없이 건강한 환자에서 국소적인 동맥의 폐색으로 인하여 발기부전이 유발된 경우에만 적용할 수 있는 치료법이다. 음경동맥재건술로 효과를 얻을 수 있는 대상은 55세 이하이며 손상 등의 이유로 최근 발생한 동맥의 폐쇄성 질환으로 발기부전이 유발되었고 다른 신체적 문제는 없는 환자군에 제한된다. 발병시점이 최근이고 흡연, 당뇨 등과 같은 발기부전의 위험인자가 있는 환자는 배제된 환자군이다. 광범위한 혈관 질환이나 만성적 허혈로 발생한 해면체 평활근 자체의 문제 등을 갖는 환자는 대상군에서 배제된다. 지금까지 음경동맥 재건술의 성적을 보고한 여러 연구들 중 엄격한 수술 선정 기준과 객관적 평가 기준을 적용한 연구들은 소수에 불과하다. 그러므로 제한된 환자군에서 음경동맥재건술의 효율을 입증하기 위해서는 추가적인 연구가 필요하다.

■ 참고문헌

1. 대한남성과학회. 남성과학. 제2판. 서울: 군자출판사, 2010; 309-71.
2. Ahn TY, Lee DS, Kang WC, Hong JH, Kim YS. Validation of an abridged Korean version of the International Index of Erectile Function (IIEF-5) as a diagnostic tool for erectile dysfunction. Korean J Urol 2001;42:535-40
3. Broderick GA. Oral pharmacotherapy and the comtemporary evaluation and management of erectile dysfunction. Urology 2003;5:S9
4. Carson CC. Efficacy of antibiotic impregnation of inflatable penile prostheses in decreasing infection in original implants. J Urol 2004;171:1611
5. Chung TG, Lee TK, Chung S, Lee MS, Kim YS, Ahn TY. The Korean version of the international index of erectile function(IIEF): reliability and validation study. Korean J Urol 1999;40:1334-43
6. Davis-Joseph B, Tiefer L, Melman A. Accuracy of the initial history and physical examination to establish the etiology of erectile dysfunction. Urology 1995;45:498-502
7. DeBusk R, Drory Y, Goldstein I, Jackson G, Kaul S, Kimmel SE, et al. Management of sexual dysfunction in patients with cardiovascular disease: recommendations of the Princeton Consensus Panel. Am J Cardiol 2000;86:175-81
8. DeBusk R, Drory Y, Goldstein I. Management of sexual dysfunction in patients with cardiovascular disease: recommendations of the Princeton Consensus Panel. Am J Cardiol 2000;86:175-81
9. Feldman HA, Goldstein I, Hatzichristou DG, Krane RJ, McKinlay JB. Impotence and its medical and psychosocial correlates: results of the Massachusetts Male Aging Study. J Urol 1994;151:54-61

10. Hanash KA. Comparative results of goal oriented therapy for erectile dysfunction. J Urol 1997;157:2135-8
11. Hatzichristou D, Hatzimouratidis K, Bekas M, Apostolidis A, Tzortzis V, Yannakoyorgos K. Diagnostic steps in the evaluation of patients with erectile dysfunction. J Urol 2002;168:615-20
12. Hatzichristou DG, Hatzimouratidis K, Apostolidis A, Ioannidis E, Yannakoyorgos K, Kalinderis A. Hemodynamic characterization of a functional erection. Arterial and corporeal veno-occlusive function in patients with a positive intracavernosal injection test. Eur Urol 1999;36:60-7
13. Hatzichristou DG, Hatzimouratidis K, Ioannides E, Yannakoyorgos K, Dimitriadis G, Kalinderis A. Nocturnal penile tumescence and rigidity monitoring in young potent volunteers: reproducibility, evaluation criteria and the effect of sexual intercourse. J Urol 1998;159:1921-6
14. Hatzichristou DG, Saenz de Tejada I, Kupferman S, Namburi S, Pescatori ES, Udelson D, et al. In vivo assessment of trabecular smooth muscle tone, its application in pharmaco-cavernosometry and analysis of intracavernous pressure determinants. J Urol 1995;153:1126-35
15. Hong B, Ji YH, Hong JH, Nam KY, Ahn TY. A double-blind crossover study evaluating the efficacy of Korean red ginseng in patients with erectile dysfunction: a preliminary report. J Urol 2002;168:2070
16. Jackson G, Rosen RC, Kloner RA, Kostis JB. The second Princeton consensus on
17. Jarow JP, Nana-Sinkam P, Sabbagh M, Eskew A. Outcome analysis of goal directed therapy for impotence. J Urol 1996;155:1609-12
18. Kirby M, Jackson G, Betteridge J, Friedli K. Is erectile dysfunction a marker for cardiovascular disease? Int J Clin Pract 2001;55:614-8
19. Kloner RA, Mullin SH, Shook T, Matthews R, Mayeda G, Burstein S, et al. Erectile dysfunction in the cardiac patient: how common and should we treat? J Urol 2003;170:S46-50
20. Kostis JB, Jackson G, Rosen R. Sexual dysfunction and cardiac risk (the Second Princeton Consensus Conference). Am J Cardiol 2005;96:313-21
21. Laumann EO, Paik A, Rosen RC. The epidemiology of erectile dysfunction: results

from the National Health and Social Life Survey. Int J Impot Res 1999;11(Suppl 1):S60-4
22. Lue TF. Impotence: a patient's goal-directed approach to treatment. World J Urol 1990;8:67-74
23. McCullough AR, Barada JH, Fawzy A, Guay AT, Hatzichristou D. Achieving treatmentopitimization with sildenafil citrate (Viagra) in patients with erectile dysfunction. Urology 2002;60:28
24. Meuleman EJ, Diemont WL. Investigation of erectile dysfunction. Diagnostic testing for vascular factors in erectile dysfunction. Urol Clin North Am 1995;22:803-19
25. Montague DK, Barada JH, Belker AM, Levine LA, Nadig PW, Sharlip ID, et al. The American Urological Association Erectile Dysfunction Clinical Guidelines Panel Report on The Treatment of Organic Erectile Dysfunction. Baltimore, MD: American Urological Association, 1996
26. Montague DK, Jarow JP, Broderick GA, Dmochowski RR, Heaton JP, Lue TF, et al. Chapter 1: The management of erectile dysfunction: an AUA update. J Urol 2005;174:230-9
27. Morales A, Heaton JP. Hormonal erectile dysfunction. Evaluation and management. Urol Clin North Am 2001;28:279-88
28. Nehra A, Kulaksizoglu H. Combination therapy for erectile dysfunction: where we are and what's in the future. CurrUrol Rep 2002;3:467-70
29. Nehra A, Moreland RB. Neurologic erectile dysfunction. Urol Clin North Am 2001;28:289-308
30. Rosen RC, Cappelleri JC, Smith MD, Lipsky J, Pena BM. Development and evaluation of an abridged, 5-item version of the International Index of Erectile Function (IIEF-5) as a diagnostic tool for erectile dysfunction. Int J Impot Res 1999;11:319-26
31. Seftel AD. Diagnosis of erectile dysfunction. In: Porst H, Buvat J, eds. Standard practice in sexual medicine. Oxford: Blackwell Publishing; 2006:59-74
32. sexual dysfunction and cardiac risk: new guidelines for sexual medicine. J Sex Med 2006;3:28-36
33. The reports of the 2nd Internatinal Consultation on Erectile and Sexual

Dysfunctions, Paris, June 28- July 1st, 2003
34. Wespes E, Amar E, Hatzichristou D, Hatzimouratidis K, Montorsi F, Pryor J, et al. EAU guidelines on erectile dysfunction: an update. EurUrol 2006;49:806-15
35. Wespes E, Amar E, Hatzimouratidis DG, Montorsi F, Pryor J, Vardi Y. Guidelines on erectile dysfunction. EurUrol 2002;41:1-5
36. Wespes E, Schulman C. Venous impotence: pathophysiology, diagnosis and treatment. J Urol 1993;149(5 Pt 2):1238-45
37. Wilson SK, Henry GD, Delk JR, Cleves MA. The mentor Alpha 1 penile prosthesis with reservoir lock-out valve: effective prevention of auto-inflation with improved capability for ectopic reservoir placement. J Urol 2002;168:1475
38. Wolter CE, Hellstrom JG. The hydrophilic-coated penile prosthesis: 1-year experience. J Sex Med 2004;1:221

남성불임

Male infertility

CHAPTER 02

안태영 (울산의대)

서주태 (관동의대)

김기호 (동국의대)

송승훈 (차의과학대)

Chapter 02

남성불임

Male infertility

서론

최근 10년간 불임 부부 진단 및 치료는 많은 발전이 있었다. 특히 남성불임 원인에 대한 유전적인 이해와 세포질내 정자 주입법(Intracytoplasmic Sperm Injection, ICSI)과 같은 치료 기술의 발전으로 남성불임의 치료는 기대 이상의 성공을 거두고 있다. 다른 여타 질병과는 달리 임신은 부부간의 복잡한 상호 작용에 의해서 실현되는 것이다. 과거에는 불임의 원인이 주로 여성에 초점이 맞추어졌고, 남성불임인자의 경우는 드문 경우라고 생각하여 왔으나 현재는 불임 부부의 1/3은 전적으로 남성인자에 기인한다고 보고되고 있다.

정상적인 남녀 한쌍이 피임을 시행하지 않고 정기적인 성생활을 한다면 1년안에 임신될 확률은 90%라고 보고 되고 있다. 이러한 근거로 1년 이상 피임을 시행하지 않은 상태로 정기적으로 성생활을 하였으나 임신이 되지 않는 경우를 불임이라고 정의 할 수 있다.

남성불임의 경우 일반적으로 외래에서 간단히 검사할 수 있는 정액검사를 시행하여 이상 여부를 알아 볼 수 있다. 2010년 WHO에서 1953명의 자녀가 있는 남성을 대상으로 시행한 정액검사에서 95% 이상의 percentile의 정액수치를 기준으로 제시 하였다(표 1).

남성불임은 여러가지 원인에 의해서 발생하기 때문에 다양한 검사를 순차적으로 진행 해야한다. 남성불임의 원인으로는 교정이 가능한 원인과 교정이 불가능한 원인 혹은 정확한 원인을 알 수 없는 경우로 나눌 수 있다. 교정이 가능한 대표적인 원인으로는, 정계정맥류, 사정관막힘등이 있을 수 있으며, 교정이 불가능한 원인으로는 양측정관이형성증과 Klinefelter's syndrome등과 같은 질병이 있을 수 있다. 또한, 이학적검사 및 정액검사를 제외한 다른 검사에서 별다른 이상이 없는 특발성 남성불임도 있다.

남성불임에서 무정자증을 호소하는 경우는 약 10%에서 15%정도이다. 무정자증의 경우 폐쇄성(Obstructive azoospermia; OA)과 비폐쇄성무정자증(Non-obstructive azooseprmia; NOA)으로 나누어 볼 수 있다. 정관 혹은 부

표 1. 2010 WHO 정상정액 참고 수치

항목	수치
양 (ml)	1.5
수소이온 농도지수 (pH)	7.2-8.0
정자농도 (106/mL)	≥15
총정자수 (106/ejaculate)	≥39
운동성 (%)	≥40 (grade a+b+c)
형태 (%)	≥40
생존율 (%)	≥58

고환의 막힘으로 인하여 발생하는 폐쇄성무정자증의 경우 무정자증 환자의 40%이다. 폐쇄성무정자증의 가장 흔한 원인은 이전에 정관절제술을 시행 받은 경우이며, 이전에 고환 혹은 부고환에 발생 하였던 염증, 고환이나 서혜부 수술 도중 발생한 막힘, 선천적인 이유 혹은 특발성이다. 특발성의 경우 부고환 부위에서 폐쇄가 발생하는 경우가 가장 흔하다. 정관수술의 경우 수술 이후 발생하는 정관내의 높은 압력으로 인하여 부고환의 막힘을 초래하게 된다. 사정액이 적고 정관이 만져지는 무정자증의 경우 사정관폐쇄의 가능성이 있다.

비폐쇄성무정자증은 고환에서 정자의 생성이 되지 않는 경우로 유전자의 이상, 정계정맥류로 인한 고환의 손상, 고나도톡신(gonadotoxin)에 의한 경우와 특발성이 있을 수 있다. 유전자 이상의 경우 Klinefelter's syndrome과 Y 염색체 장완의 특정 부위 미세결실등이 원인이 될 수 있다. 비폐쇄성무정자증 환자의 경우 고환에서 정자를 추출하여 ICSI를 사용하여 임신 시도를 해 볼 수 있다.

남성불임은 여러가지 다양한 원인으로 발생 할 수 있으며, 각각의 원인에 따라 다양한 치료 방향 및 임신을 위한 치료 방안이 다양하기 때문에, 정확한 원인의 파악 및 진단이 반드시 필요하다.

진단

남성불임의 진단에 있어 가장 중요한 것은 병력청취, 신체검사, 정액검사라고 할 수 있다. 특히 무정자증 환자에서 폐쇄성인지 비폐쇄성인지를 감별하여 수술적 교정이 가능한지를 미리 아는 것이 중요하며, 그 다음 단계로 고환내정자채취의 가능성에 대한 평가, 무정자증의 유전적 원인에 대한 진단, 보조생식술과 적절한 유전적 상담 및 검사를 시행한다 (그림 1, 2).

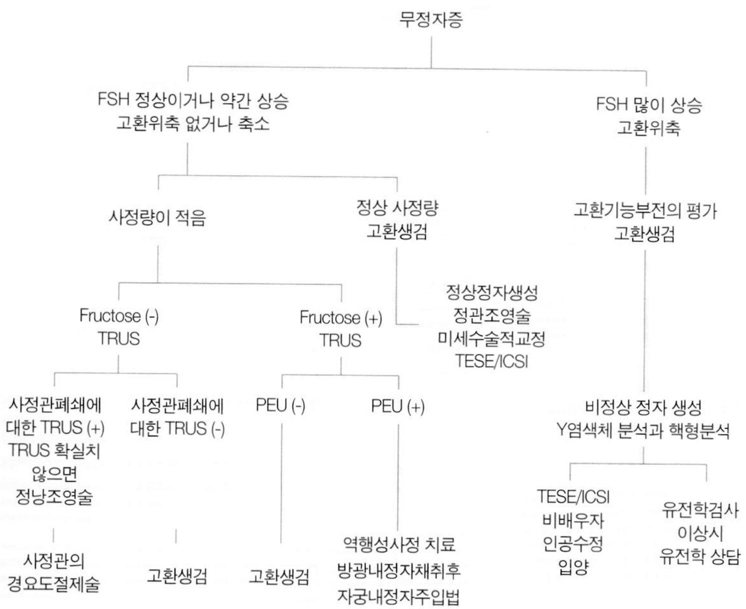

그림 1. 무정자증의 진단과 치료전략

FSH : follicle stimulating hormone
TRUS : transrectal ultrasound
PEU : postejaculatory urine
TESE : testicular sperm extraction
ICSI : intracytoplasmic sperm injection

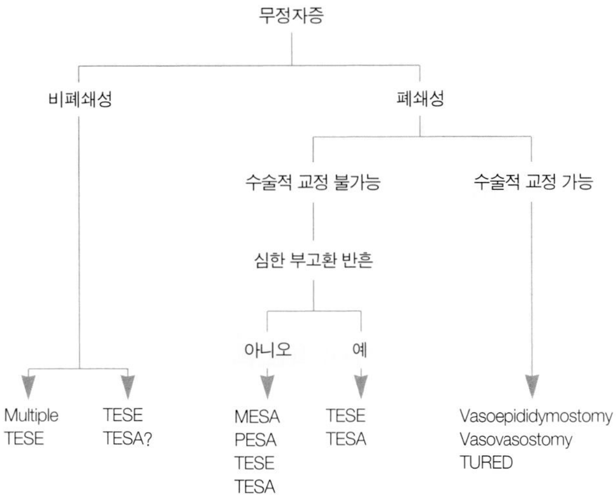

그림 2. 무정자증 환자에서 정자채취전략

MESA : Microsurgical epdidymal sperm aspiration
PESA : Percutaneous epididymal sperm aspiration
TESE : Testicular sperm extraction
TESA : Testicular sperm aspiration
TURED : Transurethral resection of the ejaculatory ducts

1. 병력청취

개개인이 아니라 부부를 한 단위로 취급하여 불임을 판단하여야 하며 부부와 의사가 상호신뢰를 바탕으로 주의깊고 광범위하게 진행되어야한다. 유아기와 청소년기의 성장 발달력, 고환염이나 볼거리 고환염 등과 같은 과거 병력을 문진한다. 또한 정관의 손상을 유발할 수 있는 음낭수종수술, 탈장수술, 역행성 사정을 초래 할 수 있는 방광 경부의 Y-V plasty나 후복막 임파절제술

그리고 정관수술 등의 수술력을 알아보고 그밖에 가족력이나 성생활력, 직업력, 담배, 술 등의 습관성 기호품, 투여약물 및 생활습관 등을 문진한다. 성생활에 대한 문진 및 성교 빈도와 습관, 혼외 성교, 혼전임신, 혼외 임신 등에 관한 질문 등이 포함되어야 한다. 성생활에 대한 질문은 개인의 비밀을 절대 존중하면서 시행해야 한다.

2. 진찰

일반적 불임환자 진찰에서 키, 체중, 체형 및 전신질환이 있는지 외견상 건강상태를 살핀다. 이차성징 발달상황으로서 얼굴, 외모, 발모상태, 선 키와 다리의 비율, 유방상태, 배와 외부생식기의 발육상태를 살피고 고환과 음낭의 자세한 진찰도 중요하다. Orchidometer를 이용한 고환의 크기는 생식기능의 이상유무를 미리 예측할 수 있는 가장 좋은 지표로 한국인의 고환크기는 평균 19±5 ml로 이보다 작을 때는 생식기능의 이상이 있음을 시사해준다. 고환의 위치, 크기 및 굳기, 부고환 크기와 경도 및 결절 유무와 고환과의 밀착정도, 음낭수종의 유무, 그리고 마지막으로 정관의 유무를 반드시 확인하여 선천성 정관형성부전증(congenital bilateral absence of vas deferens; CBAVD)을 유무를 확인한다. 음낭 내의 정계정맥류의 유무 및 직장수지검사를 시행하여 낭종의 유무를 확인하고 동시에 항문조임근 상태도 살펴본다.

3. 정액검사

남성불임증의 진단에 있어 가장 중요한 한 가지를 꼽는다면 정액검사이다. 정액검사는 불임증 부부의 남성에 대한 가장 기본적이며 필수적인 검사로 한 번의 검사결과로 환자의 정액을 단정적으로 평가해서는 안된다. 1주 이상 3주 미만의 간격을 두고 3번 정도 정액검사를 시행하여 종합적으로 판단하는 것이 바람직하며 WHO에서도 최소 2회 이상 실시할 것을 권장하고 있다. 정액은 2일에서 7일간(최소 48시간 이후) 금욕기간을 거친 후 자위행위로 채취한다. 채취된 정액은 체온상태를 유지하여 1시간 이내에 검사실로 보내 검사를 시행해야 한다. 정액검사에서 무정자증이 나오면 원심분리를 하여 더 세밀한 정액검사를 하여야 한다. 역행성 사정이 의심되는 경우, 사정감이 느껴진 후 소변을 채취하여 정자의 유무를 확인하거나 과당(Fructose)이 측정되면 역행성 사정을 진단 할 수 있다.

4. 내분비 검사

남성불임의 내분비적 원인은 시상하부-뇌하수체-고환의 축에 대한 평가에 의해 진단되며, 주로 follicle stimulating hormone (FSH), luteinizing hormone (LH), testosterone, prolactin을 측정한다. 이 중 FSH가 무정자증에서 특히 중요한 의미를 갖는다. FSH는 Sertoli cell을 자극하여 정자의 형성과 성숙을 촉진시키는데 고환기능부전으로 정자형성장애가 있을 때 FSH는 증가되므로 무정자증에서 고환 내 정자형성장애를 반영하는 가장 중요한 지표가 된다. 일반적으로 고환기능이 이상이 없는 폐쇄성 무정자증의 경우 FSH는 정상 범위이며 정자형성에 장애가 있는 경우에 FSH는 상승한다.

5. 고환생검

고환 크기가 정상이면서도 정액검사와 내분비 검사로 무정자증이나 심한 감정자증의 원인이 추정되지 않을 때 주로 시행한다. 특히 무정자증의 경우 이전에는 고환의 상태를 알기 위하여 고환생검을 시행하였다. 고환생검은 일시적으로 고환기능의 장애를 유발시킬 수 있는 침습적 검사로 불임증의 원인에 대한 많은 정보를 제공한다. 그외, 개방생검법이나 경피천자생검법을 이용한다.

6. 염색체검사

남성에서 불임을 유발하는 유전적인 원인으로는 염색체 수준의 이상과 단일 유전자 수준의 이상으로 구분할 수 있다. 염색체 수준의 이상으로는 Klinefelter's syndrome (47, XXY), translocation, XYY 등이 있으며, 고환의 크기가 2-5mL 정도이면서 고환이 단단하고 무정자증이면서 FSH와 LH 농도가 매우 높은 경우에는 Klinefelter's syndrome (47, XXY)인 경우가 흔하다. 여러 문헌의 보고에 따르면 염색체 이상의 빈도는, 무정자증 환자에서 13.7%, 감정자증에서 약 4.6%, 정상인에서 0.38%로 무정자증에서 높음을 알 수 있다. 단일 유전자수준의 이상은 대표적으로 Y염색체의 미세결실과 선천성 정관형성 부전증(CBAVD)을 유발하는 cystic fibrosis transmembrane regulator (CFTR) 유전자 등이 있다. 무정자증의 10-15%에서 Y염색체의 미세결실이 보고되며 CBAVD의 50-82%에서 1개 이상의 CFTR gene의 돌연변이가 보고되나 우리나라에서는 아직 확실한 빈도가 보고되고 있지 않다.

7. 영상의학검사

1) 음낭초음파검사

고환 내부의 이상이나 손상을 알 수 있으며 색도플러초음파검사인 경우 정계정맥류를 진단할 수 있다.

2) 경직장초음파검사

사정관폐쇄나 전립선낭종이 의심되는 경우 시행할 수 있으며 중간선낭종의 흡입 후 흡입액 검사와 낭종 내로의 조영제 주입을 통한 정로조영술 등을 시행할 수 있다.

3) 정관조영술

무정자증이나 심한 감정자증을 보이지만 고환생검에서 정상소견인 경우 정로폐색을 의심할 수 있다. 개방적 또는 경피적으로 시행할 수 있으며 정상이라면 주로 부고환관에서의 폐색을 시사한다. 그러나 고환 쪽 정관조영술은 부고환관의 파열을 초래할 수 있기 때문에 시행하지 않는다. 정관조영술은 경험이 요구되는 침습적 검사이므로 필요한 경우에만 시행한다.

치료

1. 개요

일반적으로 남성불임 치료방법은 약물치료로 통해서 정자상태 및 수정능력을 개선시키는 내과적 치료와, 정로폐쇄의 수술적 개통과 같은 외과적 교정술을 시행하는 수술적 치료로 분류할 수 있다.

2. 내과적 치료

남성불임의 내과적 치료는 내분비 질환, 감염, 사정 장애 등 각각의 원인 질환에 대해 특정약물을 투여하는 특이적 약물 요법(specific medical therapy)과 불임의 뚜렷한 원인이 밝혀지지 않는 경우 항산화제 투여 등과 같은 비특이적 경험적 약물 요법(empirical medical therapy)이 있다. 일반적으로 각각의 원인 질환이 뚜렷이 밝혀지는 경우 약물치료 효과는 높게 보고되나 경험적 약물요법은 치료성적이 다양하게 보고되고 효과의 일관성에 대해 논란이 있으므로 체계적 연구방법을 통한 검증이 필요하다. 그러나 전체 남성불임환자의 30-40%에서 원인을 뚜렷이 밝히기 어려운 점을 고려할 때 경험적 약물요법에 대한 지속적인 연구가 필요하다.

1) 내분비장애(Endocrine disorder)

저성선자극호르몬성 성선기능저하증(hypogonadotropic hypogonadism)은 내과적 치료에 반응하는 대표적 질환이다. 주로 성선자극호르몬제제(hCG, hMG)를 보통 6개월에서 1년 이상 투여하면서 주기적인 추적관찰을 하는데 일반적으로 높은 치료반응을 보인다.

2) 역행성사정(Retrograde ejaculation)

주로 imipramine, ephedrine, pseudoephedrine 등이 사용되며 방광경부의 수축효과로 정액이 방광으로 역류하는 것을 막아주는 작용을 한다. 당뇨병 또는 진행성 신경질환의 초기단계에서는 치료효과가 좋은 편이나 방광경부 수술의 기왕력과 같은 구조적 원인의 경우 치료효과가 낮다. 경우에 따라 소변에서 채취한 정자를 처리하여 인공수정 또는 체외수정을 통한 임신시도가 가능하며 이 경우 중탄산나트륨($NaHCO_3$)과 같은 소변중화제를 사용해 정자 손상을 줄일 수 있다.

3) 경험적약물 (Empirical drug)

주로 항산화제(antioxidant), 항에스트로겐(antiestrogen), 방향화효소억제제(aromatase inhibitor), L-carnitine 제제 등에서 의미 있는 효과들이 많이 보고되고 있으며, 이외에도 정자상태를 향상시키기 위해 많은 종류의 약물들이 사용되어 왔으나 치료효과에 대해서는 논란이 있다.

3. 외과적 치료

무정자증환자에 대한 외과적 수술과 정자상태의 개선을 위한 외과적 수술로 구분할 수 있다. 일반적으로 폐쇄성무정자증의 경우는 수술을 통한 재건술이 가능한 경우 이를 통한 임신시도를 일차적으로 시행할 수 있으며, 비폐쇄성무정자증의 경우는 체외수정이 가능한 정자확보를 목표로 수술적 처치를 하게 된다.

1) 정계정맥류 절제술(Varicocelectomy)

불임과 관련된 정계정맥류의 치료적응증은 정계정맥류가 뚜렷하게 진단되고, 정액검사에서 비정상소견을 보이는 경우로 수술을 통해 가임력의 개선을 기대할 수 있다. 일반적으로 정계정맥류의 수술적 교정 후 60~80%의 환자에서 정액지표의 호전이 보고된다. 정계정맥류 교정방법은 늘어난 정맥혈관을 막아주거나 결찰하게 되며, 크게 내정계정맥에 코일 등을 주입하는 경정맥색전술, 복강경수술법, 절개수술법으로 나누어지며, 현미경을 이용한 미세절개수술이 표준적인 치료법이다.

2) 정관정관문합술(Vasovasostomy)

수술현미경 또는 loupe를 통한 이층문합술 또는 변형단층문합술을 시행하게 된다. 일반적으로 수술 후 개통률은 80-90%정도이며 임신율은 50-60%까지 보고된다. 성적에 영향을 미칠 수 있는 인자들 중 가장 중요한 인자는 정관절제술로부터 정관복원술을 받기까지 소요된 시간으로 알려져 있다.

3) 정관부고환문합술(Vasoepididymostomy)

부고환의 해부학적 특징 때문에 고도의 미세술기를 요한다. 근래에는 미세

단일관 정관부고환문합술을 통해 개통률의 향상을 보고하고 있다.

4) 사정관폐쇄 (Ejaculatory duct obstruction)의 수술적 치료

사정관의 경요도절제술이 표준적인 치료법으로 방광경부와 정구 사이의 부위를 루프로 절제하게 되며 수술 후 약 절반의 환자에서 정액지표의 개선이 보고 된다.

5) 정자 추출법(Sperm retrieval procedure)

선천성 양측 정관형성 부전증(CBAVD, congenital bilateral absence of vas deferens)과 같은 수술적 교정이 불가능한 폐쇄성 무정자증환자는 부고환이나 고환에서 정자를 채취하여 세포질내 정자주입술(ICSI, intracytoplasmic sperm injection)을 실시한다. 또한, 현재까지 근본적 치료가 어려운 비폐쇄성 무정자증환자의 일부에서 고환부위에 정상적인 정자생성을 하는 국소부위가 존재하는 경우가 있으며 정상정자가 확보되면 미세수정을 통한 임신이 가능하다. 근래에 소개된 수술현미경을 통한 미세 수술(microsurgical TESE, testicular sperm extraction)의 경우 고환손상의 잠재적 가능성을 줄이며 보다 높은 정자채취성공률이 보고되고 있다.

4. 보조생식술(Assisted reproduction techniques)

보조생식술은 크게 인공수정(IUI, intrauterine insemination)과 시험관시술로도 불리는 체외수정(IVF, in vitro fertilization)으로 나누어지며 최근 수십년간 급속한 발전을 하여왔다. 인공수정은 사정된 정액을 처리하여 카테터를 통해 정자를 자궁강 내로 주입하는 시술을 말하여 체외수정은 난자를 난소에서 추출하여 체외에서 정자와 수정시켜 배아를 만든 다음 2-5일간의 배양과

정 후 자궁 내로 이식하게 된다. 체외수정과 같은 보조생식술은 높은 임신성공율을 보고하고 있으나 조산, 저체중아, 다태임신, 선천성기형의 가능성과 같은 합병증이 동반될 수 있다. 특히 세포질내 정자 주입술(ICSI)은 치료가 어려운 남성불임의 주된 치료법으로 널리 사용되고 있지만 정상적인 수정 및 임신의 여러 과정이 생략되었기에 여러 가지 문제점이 발생할 잠재성이 있어 장기적 추적관찰이 요구된다.

5. 결론

수정 및 임신은 정자와 난자가 만나서 하나의 접합자를 생성하는 과정으로 수정과정 및 생식의 분자생물학적 기전에 대해 아직 밝혀지지 않은 부분들도 많다. 따라서 남성의 가임력 개선 및 남성불임의 치료에 있어 특이적인 내과적 외과적 치료뿐만 아니라 남녀의 생식생리와 성생활에 대한 교육, 가임력의 저하를 초래할 수 있는 전신질환에 대한 치료, 고환주위의 환경개선 등도 병행하는 것이 중요하다. 근래에 널리 시행되는 체외수정과 같은 보조생식술은 비교적 높은 임신율을 보이나 조산, 저체중아, 다태임신 등의 부작용이 있으며 비정상적인 유전물질이 후세에 전해질 가능성도 있다. 따라서, 발달된 보조생식술의 시대에도 내과적 치료와 외과적 교정이 가능한 남성불임의 원인질환들을 진단하고 치료하는 비뇨기과 의사들의 적극적인 노력이 요구된다. 또한 불임의 치료라는 궁극적인 목적을 고려할 때 남성불임의 치료와 보조생식술은 서로 상호 보완적인 관계이며 각 분야의 의료진이 긴밀한 협조가 필요하다.

■ 참고문헌

1. 박남철, 박영수, 황국형, 정문기, 윤종병. 남성불임: 최근 10년간의 임상통계학적 분석. 대한비뇨회지. 1996;37:939-946.
2. 서주태, 박용석, 김종현, 이유식, 전진현, 이호준 등. 비폐쇄성 무정자증의 치료. 대한불임학회지 1997;24:95-9.
3. 서주태. 수술적 교정이 불가능한 무정자증의 진단과 치료. 대한남성과학회지 2004;22:1-10.
4. Anguiano A, Oates RD, Amos JA, Dean M, Gerrard B, Stewart C, et al. Congenital bilateral absence of the vas deferens. A primarily genital form of cystic fibrosis. Jama. 1992;267(13):1794-7.
5. Carlsen E, Petersen JH, Andersson AM, Skakkebaek NE. Effects of ejaculatory frequency and season on variations in semen quality. Fertility and sterility. 2004;82(2):358-66.
6. Chillon M, Casals T, Mercier B, Bassas L, Lissens W, Silber S, et al. Mutations in the cystic fibrosis gene in patients with congenital absence of the vas deferens. The New England journal of medicine. 1995;332(22):1475-80.
7. Cho KS, Seo JT. Effect of Varicocelectomy on Male Infertility. Korean journal of urology. 2014;55(11):703-9.
8. Cooper TG, Noonan E, von Eckardstein S, Auger J, Baker HW, Behre HM, et al. World Health Organization reference values for human semen characteristics. Human reproduction update. 2010;16(3):231-45.
9. De Braekeleer M, Dao TN. Cytogenetic studies in male infertility: a review. Human reproduction. 1991;6(2):245-50.
10. Guzick DS, Overstreet JW, Factor-Litvak P, Brazil CK, Nakajima ST, Coutifaris C, et al. Sperm morphology, motility, and concentration in fertile and infertile men. The New England journal of medicine. 2001;345(19):1388-93.
11. Jung JH, Seo JT. Empirical medical therapy in idiopathic male infertility: Promise or panacea? Clinical and experimental reproductive medicine. 2014;41(3):108-14.
12. Kalsi J, Thum MY, Muneer A, Pryor J, Abdullah H, Minhas S. Analysis of the outcome of intracytoplasmic sperm injection using fresh or frozen sperm. BJU

international. 2011;107(7):1124-8.
13. Lee HS, Seo JT. Advances in surgical treatment of male infertility. The world journal of men's health. 2012;30(2):108-13.
14. Meacham RB, Hellerstein DK, Lipshultz LI. Evaluation and treatment of ejaculatory duct obstruction in the infertile male. Fertility and sterility. 1993;59(2):393-7.
15. Oates RD, Amos JA. The genetic basis of congenital bilateral absence of the vas deferens and cystic fibrosis. Journal of andrology. 1994;15(1):1-8.
16. Owen ER. Microsurgical vasovasostomy: a reliable vasectomy reversal. The Australian and New Zealand journal of surgery. 1977;47(3):305-9.
17. Pryor JL, Kent-First M, Muallem A, Van Bergen AH, Nolten WE, Meisner L, et al. Microdeletions in the Y chromosome of infertile men. The New England journal of medicine. 1997;336(8):534-9.
18. Pryor JP, Hendry WF. Ejaculatory duct obstruction in subfertile males: analysis of 87 patients. Fertility and sterility. 1991;56(4):725-30.
19. Seo JT, Ko WJ. Predictive factors of successful testicular sperm recovery in non-obstructive azoospermia patients. International journal of andrology. 2001;24(5):306-10.
20. Seo JT, Park YS, Lee JS. Successful testicular sperm extraction in Korean Klinefelter syndrome. Urology. 2004;64(6):1208-11.
21. Shangold GA, Cantor B, Schreiber JR. Treatment of infertility due to retrograde ejaculation: a simple, cost-effective method. Fertility and sterility. 1990;54(1):175-7.
22. Silber SJ. Vasectomy and its microsurgical reversal. The Urologic clinics of North America. 1978;5(3):573-84.
23. Thonneau P, Marchand S, Tallec A, Ferial ML, Ducot B, Lansac J, et al. Incidence and main causes of infertility in a resident population (1,850,000) of three French regions (1988-1989). Human reproduction. 1991;6(6):811-6.

전립선암

Prostate cancer

CHAPTER 03

안한종 (울산의대)
현재석 (경상의대)
홍준혁 (울산의대)
고영휘 (영남의대)

전립선암

Prostate cancer

서론

전립선암은 전 세계적으로 남성에서 흔하게 발생하는 암이며 미국에서는 남성에서 발생률 1위를차지하며 사망률은 2위를 차지한다. 우리나라에서도 남성에서 발생률 5위를 차지할 정도로 흔한 암이다. 전립선암의 발생빈도는 인종 및 국가에 따라 다르며 북미 스칸디나비아 지역에서 가장 흔히 발생하는 반면, 한국 일본 등 아시아에서는 상대적으로 적게 발생한다.

인간의 수명이 길어짐에 따라 전립선암의 빈도가 최근 증가하고 있는 추세이며, 우리나라에서도 지방식의 증가와 같은 식생활의 변화, 고령인구의 증가, 전립선특이항원(PSA)을 이용한 진단 등의 이유로 최근 급격히 증가하고 있다. 2011년 한국의 국가암정보센터의 통계에 따르면, 전체암중에서 전립선암의 표준화발생률은 11.8%이며, 남성암중에서 전립선암의 표준화발생률은

표 1. **연령표준화발생률 국제 비교 : 남자**

순위*	한국[1](2011)		2012년도 추정치[2]					
			일본		미국		영국	
–	모든 암	328.1	모든 암	260.4	모든 암	347	모든 암	284
1	위	63.3	위	45.7	전립선	98.2	전립선	73.2
2	대장	51.4	대장	42.1	폐	44.2	대장	36.8
3	폐	46	폐	38.8	대장	28.5	폐	34.9
4	간	35.6	전립선	30.4	방광	19.6	피부 악성흑색종	13.7
5	전립선	27.4	간	14.6	피부 악성흑색종	16.8	비호지킨림프종	11.9
6	갑상선	20.2	식도	11.1	신장	15.9	신장	10.9
7	방광	8.7	췌장	10.6	비호지킨림프종	1.47	식도	10
8	췌장	8.5	방광	9.8	백혈병	10.3	백혈병	9.3
9	신장	8.1	비호지킨림프종	7.9	간	9.8	방광	9.2
10	담낭, 담도암	7.6	신장	7.8	췌장	8.6	췌장	6.8

[1] 국제 비교를 위해 모든 암에서 피부기타(C44)를 제외한 후, 세계표준인구를 이용하여 산출한 연령표준화 발생률.

*국제비교를 위해 연령표준화발생률 기준으로 순위 매김

27.5%, 조발생률은 35.7%, 장기별 발생분율은 8.1%로 전체 남성암 중 발생률 5위를 차지하며, 연간 변화율은 12.1%로, 갑상선암과 함께 가장 빠르게 증가하는 암으로 보고되었다.

전립선암은 연령이 증가함에 따라 지속적으로 발생률이 높아지는 양상을 보인다. 미국의 연구결과에 따르면 50세 이상 남성이 평생 동안 전립선암으로 발견될 확률이 42%이고 임상적으로 의미있는 암으로 진단될 위험률은 9.5%, 전립선암으로 인해 사망할 위험률은 2.9%로 보고되었다. 국내의 경우 2011년에 연령군별 암발생률을 분석한 결과 전립선암은 50대 이후 점점 증가하기 시작하여 75~84세에 발생률이 최고에 달하였고 85세 이후에는 다소 감소하는 경향을 보였다.

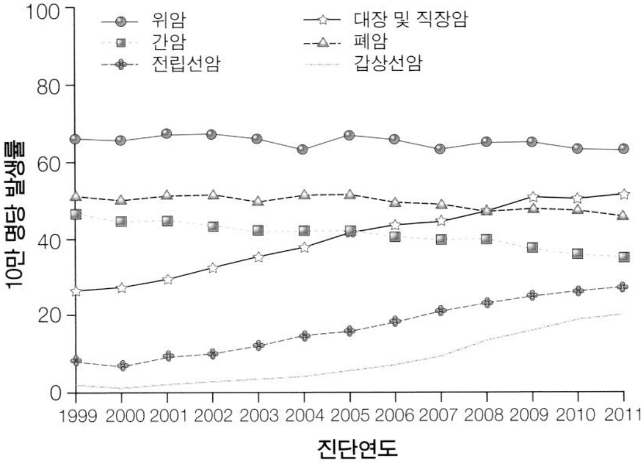

암종	발생연도		연간
	1999	2011	변화율
위	68.4	65.0	−0.4*
대장	27.0	52.7	6.2*
폐	51.9	46.7	−0.8*
간	48.5	36.7	−2.1*
전립선	8.5	27.5	12.1*
갑상선	2.3	24.0	25.0*

* $P < .05$

그림 1. 연도별 연령표준화발생률 추이 : 남자

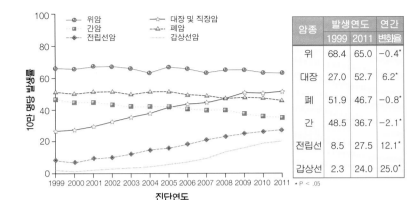

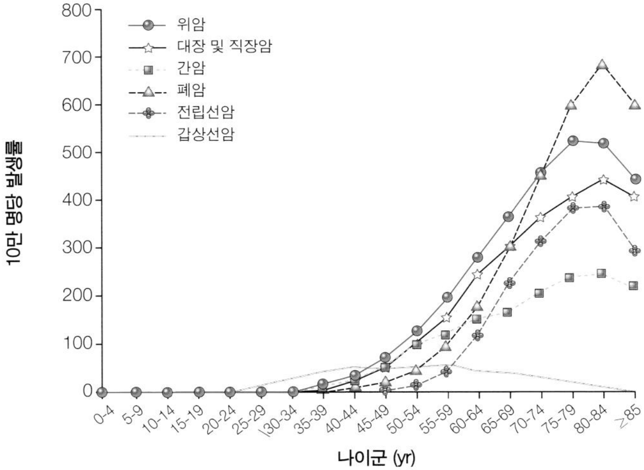

그림 2. 남성 주요암의 연령군별 발생률, 2011

과거에는 전립선암이 진단될 때 전이된 상태로 진단되는 경우가 많았으나 되었으나 최근에는 PSA 검사로 인해 전립선에 국한된 상태로 조기진단되는 경우가 많아졌으며, MRI 등의 진단검사기기의 발달로 병기의 설정이 더욱 발달하게 되었다. 또한 과거에 비해 진단시의 나이도 젊어졌으며 수술 방법의 발달 및 치료약제의 발달로 보다 효과적인 치료가 가능해졌으며, 생존율 또한 많이 향상되었다.

병인 및 진단

1. 병인

다른 대부분의 암과 마찬가지로 전립선암의 발생과 진행의 정확한 원인은 아직 모르지만, 유전적 요인과 환경적 요인이 영향을 미칠 것으로 추정되고 있다.

1) 유전적 요인

1960년대부터 전립선암의 가족력에 대하여 알려지기 시작했고, 최근의 메타분석에 의하면 아버지나 형제가 전립선암 환자일 경우 각각 2.17배, 3.37배 상대위험도가 증가하며, 가족 중 2명 이상일 경우에는 5.08배 증가한다. 물론 환자의 가족이 전립선암 스크리닝을 받을 확률이 증가함도 감안해야 한다. 가족력이 있는 환자는 미국의 경우 15%를 차지하며, 특히 55세 이전에 발생하는 환자에서는 43%를 차지한다. 전립선암의 발생과 관련된 유전자로 추정된 것은 RNaseL (HPC1 region), ELAC2 (HPC2 region), MSR1 등이 있으며, 이와 관련된 연구는 계속 되고 있다.

2) 감염 및 염증

많은 암에서 감염과의 관련성이 알려지고 있으며, 전체 암의 약 20%가 감염과 관련이 있다고 한다. 만성염증으로 인해 손상된 조직을 대체하기 위해 일어나는 세포의 과증식 때문에 대장, 식도, 위, 방광, 간 등에서 감염과 관련된 암의 발생을 일으키는 것으로 추정되고 있다. 전립선암에서도 이 같은 현상이 발생하는 것으로 생각되고 있으며, 메타분석연구에 따르면 전립선암은 성매개성감염(상대위험도 1.4)이나 전립선염(상대위험도 1.6)와 관련이 있다고 한다. 반면에 감염과 전립선암의 발생이 관련이 없다는 결과들도 있으므로, 향후 더 많은 결과가 나올 것으로 기대한다. 또한 염증의 조직학적 소견인 증식성 염증성 위축(proliferative inflammatory atrophy, PIA)이 전립선암 조직에서 흔히 발견되는 것도 염증과의 관련성을 뒷받침한다.

3) 호르몬

남성호르몬(androgen)이 전립선의 발달, 성장, 유지에 영향을 미치며, 특히 전립선암의 발생과 이미 발생된 암의 유지에 중요하다는 것은 호르몬박탈요법(androgen deprivation therapy)의 효과를 통해서 오래 전부터 알려져 왔다. 또 최근에는 PCPT 연구에서 finsteride 투여를 통해 테스토스테론이 더 강력한 DHT로 변환되는 것을 막으면 전립선암의 발생이 약 25% 감소하는 것이 알려졌고, dutasteride에서도 비슷한 결과가 보고되었다. 따라서 혈중 남성호르몬치가 높으면 전립선암을 유발할 것으로 추정되어 왔으나, 여러 연구의 결과가 일관되지 않았다. 최근 한 대규모 결과에서도 혈중 테스토스테론, 유리형 테스토스테론, DHT, DHEA-S, 에스트라디올 등 여러 성호르몬치와 전립선암의 발생이 관련 없었고 SHBG만이 전립선암의 발생과 역의 상관관계를 보였다. 이 외에도 IGF-1, IGFBP-3, leptin, 비타민 D 등이 전립선암과의 관련성이 연구되어 왔다.

2. 진단

1) 직장수지검사(Digital rectal examination, DRE)

DRE에서 전립선에 단단한 결절이 촉지될 경우 전립선암을 의심할 수 있지만, 초기의 전립선암은 만지기 힘들며, DRE가 경험에 따라 차이 많다는 단점이 있다. 그러나 PSA 검사의 진단율을 증가시킬 수 있고, 간단하게 시행할 수 있다는 장점이 있다.

2) 혈청 PSA(prostate-specific antigen)

PSA는 1979년 발견되어, 1080년대 후반부터 임상에서 사용되기 시작하였다. 이는 전립선의 상피세포에서 생산되는 것으로, 전립선암이 있을 경우 PSA 생산이 증가되지는 않지만 전립선의 정상적인 조직구조가 손상되기 때문에 혈중 PSA 치가 증가하게 된다. 현재는 많은 병원에서 PSA 3.0 ng/ml 이상인 경우 전립선 조직검사를 권장하고 있으며, 2.5 ng/ml 부터 조직검사를 시행하기도 한다. 그러나 전립선 비대증, 염증, 고령 등에 따라서도 PSA가 증가하므로, 조직검사의 진단율을 높이기 위해 유리형 PSA 비율 등 보조적인 방법이 주장되고 있다. PSA가 2~4 ng/ml 일 경우 15~25%, 4~10 ng/ml 일 경우 17~32%, 10 ng/ml 이상일 경우 43~65%에서 각각 전립선암이 발견된다. 전립선 비대증의 치료제로 사용되는 5알파 환원효소 억제제(finasteride, dutasteride)를 장기간 투여시 PSA가 약 50% 감소하지만, 감소 정도에 개인차가 있음을 주의해야 한다.

PSA의 낮은 특이도와 낮은 음성예측도(NPV)를 개선하며 임상적으로 의미있는 전립선암을 발견하기 위한 새로운 검사에 대한 연구도 진행되고 있다.

Prostate Health Index (phi)나 요중 PCA3 검사 등이 그것이다.

3) 경직장 초음파(Transrectal ultrasonography, TRUS)

경직장 초음파는 1968년부터 이용되기 시작했으며, 현재는 전립선의 크기 측정뿐 아니라, 전립선 조직검사에 필수적인 검사가 되었다. TRUS에서 저반향(hypoechoic) 병변이 관찰될 경우 17~57%에서 암이 발견되므로, 조직검사를 시행할 경우 이 부위를 추가로 조직검사 해야 한다. 그러나 육아종성 전립선염, 전립선 경색, 림프종 등에서도 저반향 소견을 보이며, 전립선암의 39%는 isoechoic, 1%는 hyperehoic 하다는 점을 감안해야 한다.

6부위(sextant) 조직검사로는 암을 놓치는 경우가 많아서, 현재는 12부위 조직검사가 표준으로 시행되고 있으며, 전립선이 큰 경우에는 이행대(TZ) 조직검사를 추가로 시행한다. 전립선이 50ml 이상인 경우 TZ 조직검사를 하면 15%의 환자에서 추가로 암이 발견된다. 또 조직검사결과가 음성인데 PSA가 계속 높은 경우에는 TZ 뿐 아니라 전반부(anterior) 조직검사도 고려해야 한다. 정낭조직검사는 일반적으로 시행하지는 않는다.

4) 병리소견

전립선 조직검사에서 선암(adenocarcinoma)이 발견된 경우, 글리손(Gleason) 분류체계에 의해 구분하게 된다. 이것은 저배율 시야에서 선 구조(glandular pattern)에 따라 구분하는 것으로, 분화도에 따라 패턴 1부터 5까지로 구분한다. 조직검사 결과의 경우 가장 흔한 패턴(primary pattern)과 가장 높은 등급(highest grade)의 합으로 글리손 점수를 판정하며, 전립선암 수술표본에서는 가장 흔한 패턴과 두번째로 흔한 패턴의 합으로 글리손 점수를 판정한다.

5) High-grade prostatic intraepithelial neoplasia (HGPIN)

HGPIN은 전립선의 선 구조는 양성이지만, 세포학적으로 비정형 세포가 발견되는 것으로, 일부 전립선암의 전암성 병변으로 추정되고 있다. 전립선 조직검사의 5% 정도에서 발견되며, 이 경우 다시 조직검사를 하면 16~45%에서 암이 발견된다고 한다. HGPIN 자체는 PSA 치를 증가시키지 않으므로, 추적검사의 PSA가 암 발견을 예측하지는 못하며, 2개 이상의 core에서 HGPIN이 발견된 경우에 6개월~1년 내에 다시 조직검사를 해야 한다.

6) Prostate MRI, Bone scan

전립선 조직검사에서 암이 진단되면 병기조사를 위해서 전립선 MRI, 골주사사진(bone scan)을 시행한다. 최근 급격한 발전을 이루고 있는 multiparametric MRI는 암 부위 예측을 통한 수술계획 수립이나 수술후 요자제 능력의 예측에도 도움이 되며, 최근에는 PSA가 높지만 조직검사 음성인 경우, 특히 anterior에 위치한 전립선암의 발견에 도움이 되는 것으로 알려져 있다. 또한 MRI 유도 하에 조직검사 하는 것도 시도되고 있다.

치료

전립선암의 치료방법에 있어서는 종양의 임상적 병기, Gleason 점수, 혈중 PSA 수치, 림프절 또는 원격전이 유무, 거세불응성암(castration resistant prostate cancer; CRPC)의 발생 등의 종양학적 요인 뿐 아니라 환자의 기대여명, 치료의 결과에 따른 합병증 및 삶의 질, 환자의 선호도 등이 함께 고려되어야 한다. 암의 병기는 치료 결정에 있어서 우선적인 고려요소로, 전립선암에서 치료의 방향은 크게 국소암(localized cancer) 및 국소적으로 진행된 암(locally advanced cancer)인지, 혹은 전이암(metastatic cancer)인지 여부에 의해 나뉘어진다. 국소 및 국소적으로 진행된 암에서는 위험도와 기대여명에 근거한 치료방침의 결정이 권장되는데, 위험도의 평가는 일반적으로 임상적 병기, Gleason 점수, 혈중 PSA 수치가 이용되며, 측정된 위험도에 따라 능동적 감시(active surveillance), 근치적 전립선절제술(radical prostatectomy), 방사선 치료, 호르몬 요법, 항암화학 요법이 단독 혹은 병합요법으로 시행될 수 있다. 현재 사용되는 대표적인 위험도 분류를 표 2에 기술하였다. 기대여명은 치료방법의 결정에 있어 또 다른 중요한 요소로, 전립선에 대한 대표적인 국소적 치료인 근치 전립선절제술이나 방사선 치료는 10년 이내의 여명이 예상되는 경우 일반적으로 권장되는데, 기대여명의 예상에 있어서는 개별적 환자의 건강상태에 따라 50%를 가감하여 측정될 수 있다. 평가된 위험도 및 기대여명을 고려한 치료 방법은 표 3에 요약하였다.

1. 국소 및 국소적으로 진행된 전립선암의 치료

PSA 및 직장수지검사를 이용한 선별검사를 통해 전립선암의 조기발견률이 높아짐에 따라 림프절이나 타장기의 전이 없이 전립선내에 국한된 T1-2N0M0 병기의 국소암이 이전에 비해 많이 증가하였으나, 새로 전립선암을 진단받는 환자들의 약 10% 정도는 국소적으로 진행된 암(T3NXM0)으로 발견된다.

1) 능동적 감시(Active surveillance)

PSA를 이용한 검진의 확대를 통해 조기진단되는 환자의 증가와 더불어 부검을 통해 발견되는 전립선암의 높은 발병율, 전립선암의 발병율과 사망률의

표 2. **위험도에 따른 전립선 암의 분류**

	항목	D' Amico	NCCN	EAU	RTOG	CaPSURE
Very Low	PSA		< 10 &			
	Gleason score		≤ 6 &			
	Positive core		< 3 cores &			
	%/Core		≤ 50% / core &			
	T 병기 분류		T1c &			
	PSAD		< 0.15 &			
Low	PSA	≤ 10 &	≤ 10 &	≤ 10 &		≤ 10 &
	Gleason score	≤ 6 &	≤ 6 &	≤ 6 &	≤ 6 &	≤ 6 &
	T 병기 분류	T1-2a &	T1-2a &	T1-2a &	T1-2a &	T1-2a &
Intermidiate	PSA	10.1~20 &/or	10~20 or	10~20 or	T3 or N1 GS7	10.1~20&/or
	Gleason score	7&/or	7 or	7 or	&	7&/or
	T 병기 분류	T2b &/or	T2b-2c or	T2b-2c or	T1-2 GS7	T2b &/or
High	PSA	> 20 or	> 20 or	> 20 or		> 20 or
	Gleason score	≥ 8 or	8~10 or	8~10 or	T3 or N1 GS7 or T1-2 GS 8-10	8~10 or
	T 병기 분류	T2c-3a or	T3a or	T3a or		T3-4 or
Locally advanced, Very high	PSA	Any	Any			
	Gleason score	Any	Any	GS 8~10 &		
	T 병기 분류	T3b-4	T3b-4NO or TxN1	T3 or N1 &		
Metastatic		TxN1 or TxNxM1				

PSA, prostate specific antigel; PSAD, PSA density

표 3. Recommended Treatment

Risk group	Life expectancy (years)	Recommended treatment
Low	0-5	AS, HT
	5-10	AS, RT, HT, O
	>10	RP, RT, AS, O
Intermediate*	0-5	AS, HT, RT, O
	5-10	RT, HT, RP, O
	>10	RP, RT, O, HT
High*	0-5	AS, RT + HT, O
	5-10	RT + HT, HT, RP, O
	>10	RT + HT, RP + RT + HT, HT
Very high*	0-5	AS, RT + HT, O
	5-10	HT, RT + HT, ST
	>10	RT + HT, RP + RT + HT, HT, ST, IT

AS, active surveillance; HT, hormone therapy; IT, investigational multimodal therapy; RT, radiation therapy; O, others; RP, radical prostatectomy; ST, systemic therapy.

*If there is more than a 20% probably of positive lymph nodes, AS, HT, ST + HT.

차이 등에 의해 과잉치료에 대한 논란이 대두되면서 능동적 감시는 국소암에서 선택할 수 있는 선택지 중 하나로 자리를 잡았다. 능동적 감시는 질병의 경과를 능동적으로 관찰하면서 암이 진행하는 경우에는 적절한 시점에 치료를 시행하는 방법이나, 구체적인 방침에 대해서는 논의가 계속되고 있다. 치료에 의한 합병증이나 부작용을 피함으로 인한 삶의 질 유지가 주목적이나 대상환자의 선정에 있어 기대여명, 질환의 특성, 일반 건강상태, 치료의 부작용, 그리고 환자의 기호와 같은 여러 인자들이 숙고된 이후에 시행되어야 한다. 일반적으로 기대여명 20년 미만이며 초저위험도(very low risk) 환자들이나, 혹은 기대여명 10년 미만이며 저위험도(low risk)인 경우에 적합하다. 적절한 치료의 시점은 PSA의 상승(6개월 이상 간격시행), 조직학적 진행(12개월 이상 간격시행), 임상적 진행에 기반을 두고 결정하는데, 조직 검사에서 Gleason 점수 4~5의 발견, 암이 확인된 조직코어 수의 증가, 단일 코어 내에서 암이 차지하는 용적이 증가하는 경우 암의 진행으로 간주하고 근치적 치료를 시행한다.

2) 근치적전립선적출술(Radical prostatectomy)

국소 전립선암에서의 근치적전립선적출술은 현재까지 표준 치료 방법이라 할 수 있다. 전립선 및 주변조직의 해부학적 구조가 점차 규명되면서 해면체 신경으로 주행하는 신경혈관다발(neurovascular bundle)과 외요도괄약근을 보존함으로서 수술에 수반되는 중요한 합병증인 발기부전과 요실금의 이환율과 유병기간이 줄어들고 있는 추세이다. 발기능 회복의 경우 신경혈관 다발의 보존정도 이외에도 환자의 나이, 술전 발기능의 정도와 직접적인 관련성을 가진다. 개복적 수술은 후치골(retropubic) 접근법과 회음부(perineal) 접근법으로 시행할 수 있으며 두 방법 모두 장기간의 추적관찰에서 높은 완치율이 보고되고 있다. 근래에는 최소침습적 술기가 발전하면서 복강경이나 로봇을 이용한 수술의 빈도가 점차 높아지고 있으며, 특히 로봇을 이용한 수술은 절제면 양성율이 기존 수술방법들과 유사하면서도 기능적 회복이 빠르고 수혈빈도가 적은 것으로 보고되면서 점차 개복적 접근법을 대체하고 있다. 근치적 수술 시에 골반내 림프절적출술(pelvic lymph node dissection)은 술전의 임상 검사 결과를 바탕으로 노모그램(nomogram)을 이용한 림프절 전의의 가능성이 2~5% 이상으로 예측되는 경우에 시행하는데, 이 경우 확장 골반내 림프절적출술이 권장되고 있다.

국소적으로 진행된 암에서 수술의 역할은 이전에는 높은 절제면 양성율과 재발율을 고려하여 제한된 경우에만 시행되었으나, 이 병기에서도 수술의 유효성을 보여주는 연구결과가 보고되면서 임상적 적용이 점차 늘어나고 있는 추세이다. 국소적으로 진행된 암의 경우 한 가지의 치료방법만으로는 재발율이 높아 여러 방면의 치료를 병합하는 다학제적 접근이 필요한데, 근치전립선절제술의 경우 병리소견에서 절개면 양성(positive surgical margin), 정낭침범, 전립선피막 외 확대(extra capsular extention)과 같은 불량한 인자가 포함된 경우 보조 방사선 치료(adjuvant radiation therapy)를 시행받는 것이 더 좋은 예후를 보인다. 근치적 수술 이후 암이 재발하면 PSA 수치가 상승하게 되는데 이를 생화학적 재발(biochemical recurrence)이라 하며, 이는 수술 후 1개월 이상 경과한 시점에서 두 번 연속해서 측정한 PSA가 0.2ng/mL 이상인 경우로 정의된다.

3) 방사선 치료(Radiation therapy)

방사선 치료는 근치적 수술과 함께 국소적 및 국소적으로 진행된 전립선암에서 중요한 치료법 중 하나로, 마취 및 수술관련 부작용의 위험성을 피하고자 하는 경우 적절한 치료법으로 고려될 수 있다. 크게 인체의 외부에서 여러 방향으로 방사선을 분산 조사하는 외부 방사선치료(external beam radiation)과 채내에 방사선 동위원소를 직접 심어주는 근접치료 (brachytherapy)로 나뉠 수 있는데, 최근 장비의 발전과 더불어 외부 방사선 치료는 일반 방사선치료(conventional radiotherapy), 3차원적 방사선치료(3D conformal radiotherapy), 세기조절 방사선치료(intensity modulated radiotherapy), 그리고 양성자/중성자 치료 등으로 구분할 수 있고, 기법에 따라 부작용의 정도와 방사선 조사량이 달라 치료성적도 상이하다. 위험도에 따라 호르몬 요법과의 병합요법이 시행되며 그 기간과 골반내 림프절에 대한 방사선 조사여부가 다른데, 저위험도 환자에서는 골반내 림프절에 대한 방사선 조사는 권장되지 않으며, 중위험도에서는 4~6개월의 호르몬 요법과 골반내 림프절 외부방사선치료가, 고위험도의 경우 2~3년의 호르몬 요법과 골반내 림프절 외부방사선 치료의 시행이 권장된다.

방사선치료는 시행받은 이후에도 PSA가 감지할 수 없는 수준까지 떨어지지 않는 경우가 많고 치료 후 기저치에 도달하는 시간이 길어 치료실패의 기준이 수술과 다른데, 현재 가장 많이 사용되는 정의는 시술 후 최소 2년이 지난 시점에서 기저치를 기준으로 3개월 간격으로 시행한 3번 연속의 PSA상승을 기준점으로 하는 ASTRO 정의와 기저치에서부터 PSA가 2ng/mL 이상 증가로 정의하는 Phoenix 정의가 널리 받아들여지고 있다. 그러나, 이러한 상이한 기준점에 의해 수술과 유사한 정도의 유효성을 가진 것으로 보고되는 방사선 치료의 전립선암에 대한 치료적 유용성이 수술에 비해 과장되었을 가능성이 있으며, 현재까지 이 두 가지 치료를 직접적으로 비교한 연구는 보고된 바 없다.

2. 전이 전립선암의 치료

1) 호르몬 요법(Hormone therapy)

전립선암은 내분비 의존성 질환으로 CRPC로 진행되어도 안드로겐에 대한 반응성을 유지하므로 남성호르몬을 박탈하는 치료인(androgen deprivation therapy; ADT) 호르몬 요법은 전신적으로 진행된 전립선암에 있어서 증상의 완화 및 PSA의 조절을 가능케 하는 효과적인 방법이나, 그 자체로 생존율을 향상에 기여하는 효과는 제한적이다. 일반적으로 전이 전립선암은 ADT에 대해 80~90%정도의 반응율을 보이나 그 반응기간은 24~36개월 정도에 국한되며, 이후에는 2차 호르몬 요법이나 항남성호르몬 중단(antiandrogen withdrawal) 에도 불구하고 CRPC로 진행되게 된다.

ADT의 방법으로는 수술적 거세, 황체형성호르몬유리호르몬(LHRH) 작용제 혹은 길항제, 그리고 다양한 종류의 항남성호르몬제제가 사용되고 있으며 이들간의 병합요법(combined androgen blockade)을 사용한 경우 단일 요법에 비해 생존율의 증가가 보고되어 있으나, 치료 시 발생할 수 있는 골다공증, 홍조, 여성형 유방, 빈혈, 지질변화, 성적 부작용 등의 합병증에 유의해야 한다. 이러한 남성호르몬 저하에 의해 유발된 삶의 질 저하에 대한 우려로 인해 부작용을 줄이기 위한 목적으로 시행되는 간헐적 ADT은 지속적 ADT에 비해 생존기간의 차이가 없는 것으로 보고되어, 장기적인 간헐적 ADT에 대한 연구가 진행 중이다. 최근에 계발된 abiraterone 이나 enzalutamide는 새로운 기전의 남성호르몬 차단을 통해 전이성 CRPC에도 생존율의 향상시킬 수 있음이 보고되었고 이들 약제와 기존의 다른 치료들과의 다양한 병합요법이 임상시험 중에 있다.

2) 항암화학치료(Cytotoxic chemotherapy)

CRPC로 진행된 전립선 암에 있어서 3주 간격의 docetaxel 75mg/m^{2}을 이용한 항암요법은 2004년 이후 기존의 표준요법이었던 mitoxantrone 과 prednisone의 병합요법에 비해 약 2개월의 생존기간연장이 확인되어 현재 대표적 항암화학치료로 자리를 잡았다. 증상이 있는 경우에는 즉각적인 항암치료를 시작하는 것이 권고되며, 항암치료 후 PSA의 감소는 생존율증가와 연관성이 있고, 부작용으로는 골수억제, 피로, 신경독성, 간기능 이상 등이 있다. Docetaxel 치료가 실패한 경우 고려할만한 치료로는 최근에 개발된 cabazitaxel을 이용한 항암요법이 생존기간 연장효과로 인해 권고되고 있으며, 호르몬 제제인 abiraterone과 enzalutamide도 이 경우 생존율 향상효과가 입증되었다.

■ 참고문헌

1. 대한비뇨기과학회, 비뇨기과학, 제5판, 서울, 일조각, 2014;363-9.
2. 대한비뇨기종양학회, 전립선암 진료지침, 제2판, 서울, 펜타이드, 2009; 114-31.
3. 대한전립선학회, 전립선암 치료:길라잡이 2012, 서울, 메드랑, 2012;4-42.
4. 보건복지부, 국가암정보센터, 중앙암등록본부, 2011년 국가암등록통계
5. 아태전립선학회 한국가이드라인 연구회, 전립선암 진료 지침, 서울, Elsevier, 2014;31-53.
6. Cooperberg MR, Lubeck DP, Mehta SS, Carroll PR; CaPSURE. Time trends in clinical risk stratification for prostate cancer: implications for outcomes (data from CaPSURE). J Urol 2003;170:S21-5.
7. D'Amico AV, Whittington R, Malkowicz SB, Schultz D, Blank K, Broderick GA, et al. Biochemical outcome after radical prostatectomy, external beam radiation therapy, or interstitial radiation therapy for clinically localized prostate cancer. JAMA 1998;280;969-74.
8. Hankey, B. F., Feuer, E. J., Clegg, L. X. et al.: Cancer surveillance series: interpreting trends in prostate cancer--part I: Evidence of the effects of screening in recent prostate cancer incidence, mortality, and survival rates. J Natl Cancer Inst, 91: 1017, 1999
9. Ismail, M.T. and L.G. Gomella, Transrectal prostate biopsy. Urol Clin North Am, 2013. 40(4): p. 457-72.
10. Jung, K. W., Won, Y. J., Kong, H. J. et al.: Cancer statistics in Korea: incidence, mortality, survival, and prevalence in 2011. Cancer Res Treat, 46: 109, 2014
11. Merrimen, J.L., A.J. Evans, and J.R. Srigley, Preneoplasia in the prostate gland with emphasis on high grade prostatic intraepithelial neoplasia. Pathology, 2013. 45(3): p. 251-63.
12. Mohler JL, Armstrong AJ, Bahnson RR, Boston B, Busby JE, D'Amico AV, et al. Prostate cancer, Version 3.201:featured updates to the NCCN guidelines. J Natl Compr Canc Netw 2012;10:1081-7.
13. Mottet M, Bastian PJ, Bellmunt J, van den Bergh RCN, Bolla M, van Casteren NJ, et al. European Association of urology 2014. Guidelines on Prostate Cancer.
14. Roach M, Lu J, Pilepich MV, Asbell SO, Mohiuddin M, Terry R, et al. Four

prognostic groups predict long-term survival from prostate cancer following radiotherapy alone on Radiation Therapy Oncology Group clinical trials. Int J radiat Oncol Biol Phys 2000;41:609-15.

15. Scardino, P. T.: Early detection of prostate cancer. Urol Clin North Am, 16: 635, 1989
16. Sfanos, K.S., H.A. Hempel, and A.M. De Marzo, The role of inflammation in prostate cancer. Adv Exp Med Biol, 2014. 816: p. 153-81.
17. Shinohara, K., H. Nguyen, and S. Masic, Management of an increasing prostate-specific antigen level after negative prostate biopsy. Urol Clin North Am, 2014. 41(2): p. 327-38.
18. Siegel, R., Naishadham, D., Jemal, A.: Cancer statistics, 2012. CA Cancer J Clin, 62: 10, 2012
19. Stephan, C., B. Ralla, and K. Jung, Prostate-specific antigen and other serum and urine markers in prostate cancer. Biochim Biophys Acta, 2014. 1846(1): p. 99-112.
20. Stephenson, S.K., E.K. Chang, and L.S. Marks, Screening and detection advances in magnetic resonance image-guided prostate biopsy. Urol Clin North Am, 2014. 41(2): p. 315-26.
21. Yacoub, J.H., A. Oto, and F.H. Miller, MR imaging of the prostate. Radiol Clin North Am, 2014. 52(4): p. 811-37.
22. Zeegers, M.P., A. Jellema, and H. Ostrer, Empiric risk of prostate carcinoma for relatives of patients with prostate carcinoma: a meta-analysis. Cancer, 2003. 97(8): p. 1894-903.

전립선 비대증

Benign Prostate Hyperplasia

CHAPTER 04

유탁근 (을지의대)
김세웅 (가톨릭의대)
박흥재 (성균관의대)
윤병일 (가톨릭관동의대)

Chapter 04

전립선 비대증

Benign Prostate Hyperplasia

서 론

전립선 비대증은 중년 이후의 남성에서 발생하는 가장 흔한 비뇨기과 질환 중 하나로 60~70세 남성의 40~70%에서 발생한다. 지난 20여 년간 전립선 비대증에 대한 임상 및 기초 연구가 활발히 시행되어 병인 및 자연경과에 대한 이해가 이루어졌으나 임상적 전립선 비대증(clinical Benign Prostatic Hyperplasia)의 정의는 아직까지 명확하지 않다. 전립선 비대증은 전립선 이행대(transitional zone)내의 평활근과 상피세포의 증식으로 인한 병리학적 변화을 의미하지만 엄격한 의미의 임상적 전립선 비대증 정의는 하부요로증상(Lower Urinary Tract Symptoms)과 조직학적으로 입증된 전립선의 증식뿐만 아니라 압력요류검사로 확인된 방광출구폐색(Bladder Outlet Obstruction)을 모두 포함하여야 하나 조직검사 및 압력요류검사는 필요한 경우에 선별적으로만 시행되므로 임상적 적용이 제한적이다. 따라서 하부요로증상을 호소하는 40세 이상의 남자에서 연령의 증가에 따른 조직학적 전립선비대와 이에 따른 다양한 정도의 방광출구폐색이 동반되었을 것으로 판단되는 경우에 전립선비대에 기인된 하부요로증상(LUTS/BPH)이라는 포괄적 개념을 사용하고 있다.

1980년 후반까지는 큰 전립선이 항상 하부요로증상과 방광출구폐색을 유발한다고 알려져 왔으나(Big prostates are always worse), 1990년도에 들어서면서 전립선의 크기와 증상, 요속, 하부요로폐색 사이의 상호 연관관계가 없거나 낮다는 결과들이 보고되어 전립선비대에 따른 방광의 기능변화와 이에 따른 하부요로증상의 중요성이 더욱 부각되었다. 즉 전립선의 크기와 배뇨증상은 항상 일치하지 않으며, 작은 전립선도 심한 배뇨증상을 야기할 수 있어 치료적 관점에서 전립선의 크기보다 결국 방광의 변화와 이에 따른 배뇨증상이 더욱 중요하게 생각 되었다(Prostate size doesn't matter). 하지만 이후 대규모의 선행성 역학조사를 통하여 전립선 비대증의 자연경과에 대한 이해가 이루어지면서 전립선 크기의 중요성이 재인식되고 real life practice 연구에서도 전립선 크기가 예후에 영향을 미치는 것으로 밝혀졌으며(Bigger prostates are worse), 전립선 비대증은 연령에 따른 진행성 질환이라는 개념이 정립되었다.

LUTS/BPH는 대부분 서서히 진행하나 일부 환자에서는 빠른 진행을 보이기도 하며, 시간이 흐름에 따라 증상의 기복을 보이거나 혹은 변화가 없기도 하지만, 대부분 점진적으로 증상의 정도가 심해지며 삶의 질 저하를 가져오게 된다. 근래에는 하부요로증상과 폐색의 치료 및 삶의 질 개선 뿐만 아니라 전립선 비대증의 진행을 억제하는데 치료의 관심이 증가하고 있다. 국내의 역학조사에서도 전립선 비대증은 노인 인구의 증가에 따라 유병률이 증가하는 추세에 있으며, 이에 의한 야간뇨, 잔뇨감, 요절박, 요주저 등의 하부요로 증상은 생명에는 지장이 없으나 삶의 질을 현저히 감소시키는 중요한 공공보건 문제로 인식되고 있다. 아시아의 역학조사 결과는 같은 연령대 환자에서 중 등도 이상의 하부요로증상을 호소하는 경우가 서구보다 더 많은 것으로 보고되고 있고 국내 실정도 유사할 것으로 추정된다. 국내 전립선 비대증 환자수는 건강보험심사평가원의 자료에서 최근 5년간 3배가 될 정도의 빠른 증가를 보이고 있으며, 대한비뇨기과학회의 통계자료에서 수술적 치료의 시행율은 점차 감소하고 있어, 급증하는 전립선 비대증의 일차적인 치료법이 수술적 치료에서 약물치료로 전환되었음을 알 수 있다. 인종적, 문화적 배경도 전립선 비대증의 병태생리와 증상에 영향을 줄 수 있다. 한국인을 포함한 아시아인은 상대적으로 서양인에 비하여 전립선특이항원 수치가 낮고 전립선 크기가 작지만 국제전립선증상점수 및 삶의 질 점수가 높게 보고되고 있어 진단 및 치료 시 고려하여야 한다.

본 전립선 비대증 진료지침은 현재까지 발표된 외국의 지침 중 American Urological Association (AUA, 2003년/2011년 개정), International Consultation on BPH (2005년), European Association of Urology (EAU, 2004년/2013년 개정)의 진료지침을 참고로 하였으며 국내전립선 비대증의 진료 실정을 고려하여 권장검사, 선택검사, 비권장검사로 분류하였다(그림 1, 표 1).

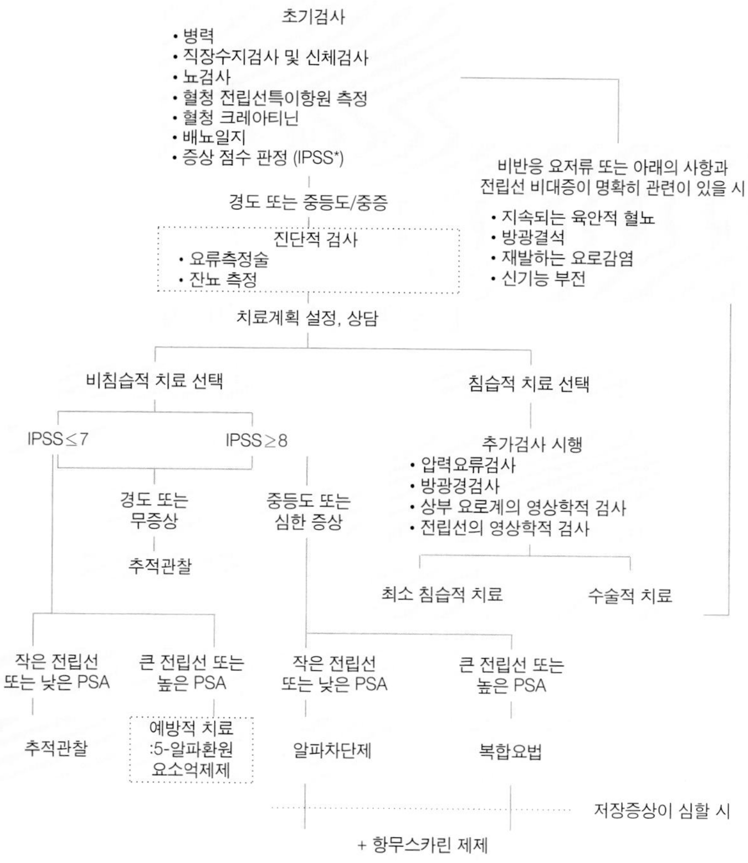

* IPSS: international prostate symptom score (국제전립선증상점수)

그림 1. 전립선 비대증의 진단과 치료전략

표 1. 하부요로증상을 호소하는 노령 남성에서 권유되는 전립선 비대증의 진단지표

병력청취	권장검사
국제전립선증상점수 및 삶의 질 점수표	권장검사
신체검사 및 직장수지검사	권장검사
소변검사	권장검사
혈청 전립선특이항원	권장검사
혈청 크레아티닌	권장검사
배뇨일지	권장검사
요속검사 및 잔뇨측정	권장검사
경직장전립선초음파 촬영술	권장검사
방광경검사	선택검사
상부요로 및 하부요로의 영상 검사	선택검사
압력요류검사	선택검사
배설성 요로조영술	비권장검사
충전방광내압측정술	비권장검사
역행성 요도조영술	비권장검사
전산화단층촬영	비권장검사
(경직장)자기공명영상법	비권장검사

진단

전립선 비대증은 객관적 정의가 명확하지 않으므로 양성전립선비대, 하부요로증상, 하부요로폐색 등 3가지 측면을 고려하여 진단적 접근을 하여야 하며 이중 하부요로증상이 가장 중요한 항목이다. 하지만 하부요로증상은 전립선 비대증 외에 전립선암, 방광경부수축, 요도협착, 방광결석, 방광종양, 방광염, 만성전립선염과 신경인성방광 등의 하부요로계의 다른 질병 및 부인과적, 외과적 질환에 의해서도 유발될 수 있다는 점을 항상 염두에 두어야 한다.

1. 권장검사

1) 병력청취(표 2)

표 2. **전립선 비대증환자에서 동반되는 하부요로증상**

저장증상(Storage symptoms)
빈뇨
요급
요실금
야간뇨
배뇨증상(Voiding symptoms)
배뇨지연
약뇨와 세뇨
복부힘주기
단속뇨
배뇨말기 요점적
배뇨후 증상(Post-voiding symptoms)
불완전 배뇨감
배뇨후 요점적

2) 국제전립선증상 점수 및 삶의 질 점수표

국제전립선증상점수표는 최근 1달 동안 하부요로증상에 관한 7개 질문(저장증상 3항목, 배뇨증상 4항목)으로 구성되어 각각의 증상마다 0~5점씩 총 35점으로 되어 있고, 0~7점은 경증, 8~19점은 중등도, 20~35점은 중증으로 판정한다. 경증은 대기요법의 적응이 되며 중등도 이상은 치료의 대상이 된다. 증상점수 및 삶의 질 평가는 전립선 비대증의 진단을 내리는데 단독으로 사용되지는 못하지만 치료의 필요성 여부, 치료 방법의 결정, 또는 치료 반응의 평가에 유용하다.

3) 신체검사 및 직장수지검사

보행상태, 인지기능, 항문괄약근 긴장도 평가 등 간단한 신경학적검사와 급성요폐로 인한 하복부에 충만된 방광을 촉지하는 신체검사와 직장수지검사는 매우 유용하다. 하부요로증상을 호소하는 노령 환자에서 직장수지검사 이상 소견에 의한 전립선암 양성 예측도는 26~34% 이상으로 전립선암과 전립선 비대증의 감별진단에 비용 효과 면에서 우수하다. 직장수지검사는 경직장전립선초음파 촬영술보다 전립선 크기를 작게 평가하는 경향이 있다.

4) 소변검사

전립선 비대증뿐만 아니라 요로감염, 비뇨기암, 요로결석이 있는 경우에도 하부요로증상이 발생 될 수 있으므로 소변검사는 감별진단에 매우 유용하다.

5) 혈청 전립선특이항원

혈청 전립선특이항원은 전립선암뿐만 아니라 전립선 비대증 및 전립선염, 급성요폐 후에도 일시적으로 증가 할 수 있다. 또한 전립선 조직검사와 사정 후에도 일시적으로 증가 할 수 있다. 또한 전립선 조직검사와 사정 후에도 상승할 수 있으며, 직장수지검사 후에도 경미하게 상승할 수 있다. 혈청 전립선특이항원은 전립선 크기에 비례하여 증가하며, 전립선 비대증(0.30ng/ml per gram)과 전립선암(3.5ng/ml per cm^3)에서 전립선특이항원으로 전립선의 크기를 예측할 수 있다. 총전립선특이항원과 유리전립선특이항원으로 측정한 전립선 크기의 예측이 경직장전립선초음파를 통한 전립선 크기의 측정과 큰 차이를 보이지 않으며, 로그-선형 관계(log-linear relationship)를 갖고 있어 전립선 크기를 예측할 수 있는 좋은 인자로 알려져 있다. 전립선특이항원과 전립선 크기는 전립선 수술의 필요성 및 급성요폐의 발생 가능성을 예측하는

데 유용할 수 있다. 또한 전립선특이항원은 국제전립선증상점수의 악화와 요속의 감소 등과도 연관성이 있다.

6) 혈청 creatinines

전립선 비대증에 의한 방광출구폐쇄는 신기능 저하와 수신증을 유발할 수 있으며, 정상 신기능 환자와 비교하였을 때 수술 후 합병증을 증가시킨다. 전립선 비대증 환자에서 Creatinine의 상승은 방광출구폐쇄에 의해서 이차적으로 발생하는 수신증이 원인인 경우는 드물고 노령에서 흔한 질환인 고혈압이나 당뇨병이 병발되어 있는 경우가 많고 일부 알파차단제는 신기능저하를 초래 할 수 있으므로 권장검사에 포함된다.

7) 배뇨일지

배뇨일지는 환자의 병력청취에 도움을 주며 증상의 과장이나 축소에 의한 판단 오류를 최소화 할 수 있고 기능적인 방광의 최대용량과 평균 배뇨량뿐만 아니라 빈뇨와 야간뇨에 대한 정확한 정보를 제공해 주어 전립선 비대증 환자들이 호소하는 주관적인 증상을 객관적으로 판단하는데 더 유용하다. 심한 야간뇨의 원인이 전립선 비대증과 연관된 방광 용적의 감소 때문인지 혹은 야간 다뇨 때문인지 감별 할 수 있다.

8) 요속검사 및 잔뇨측정

요속검사와 잔뇨측정은 전립선 비대증에 의한 방광출구폐쇄에 의한 배뇨양상을 파악하는데 도움을 주며, 치료 전후의 객관적인 비교가 가능하다. 요속검사는 배뇨량과 밀접한 관계를 가지고 있어 125~150ml 이상의 배뇨가 이루어져야 적절한 평가가 가능하다. 정상인의 경우 최대 요속은 20~25ml/sec

를 보이고 종모양의 소견을 보이나, 전립선 비대증에서 최대요속 및 평균요속은 감소한다. 근래에 요속검사 후 비침습적인 초음파를 이용하여 잔뇨를 함께 측정하고 있다. 방광기능부전을 시사하는 대표적인 소견인 다량의 잔료에 대한 기준은 명확하지 않으며 200~300ml 이상의 잔뇨가 관찰되더라도 경과관찰이나 약물치료의 절대적 금기증은 아니나, 잔뇨가 적은 경우에 비하여 방광기능부전 및 치료에 대한 결과가 좋지 않을 가능성이 크다.

9) 경직장전립선초음파 촬영술

경직장전립선초음파 촬영술은 치료를 결정하는데 도움이 되는 전립선 크기와 증상과의 연관성 평가에 도움이 되는 전립선 형태를 파악하는데 매우 유용하며, 직장수지검사나 방광경에 비하여 정확한 전립선 크기의 측정이 가능하다. 40ml 이상의 전립선인 경우 진행의 가능성이 높아 예후를 예측하는데 도움이 될 수 있으며 5-알파환원효소 억제제 사용의 적절한 적응증이 된다. 또한 최소침습적치료를 포함한 수술 전 치료의 결정을 위해 전립선의 크기와 모양을 평가하는데 유용하고 증상과 관련이 있는 전립선내 석회화의 분포와 형태를 정확히 측정 할 수 있다.

2. 선택적 특이검사

1) 방광경검사

방광경검사는 방광, 방광경부 및 요도내부로 돌출된 전립선의 형태를 확인하는데 유용하며 방광의 육주화나 게실 등 하부요로폐쇄에 의한 이차적 변화를 관찰할 수 있다. 방광경검사는 비후된 전립선의 모양이 치료에 영향을 주는 경우에 유용할 수 있으며, 혈뇨, 전립선 수술이나 요도손상의 과거력이 있는 경우 감별진단이나 동반 질환의 여부를 판단하는데 도움이 된다.

2) 상부요로 및 하부요로의 영상 검사

전립선 비대증 환자에서 일률적인 상부요로의 영상검사는 불필요하지만 현재 또는 과거에 요로감염력, 요로결석의 과거력, 요로계 수술력, 요로종양의 과거력, 육안 또는 미세혈뇨, 요폐가 있는 경우에 제한적으로 시행한다. 혈청 creatinine 상승이 있거나 다량의 잔뇨가 있는 경우 수신증의 동반을 평가하기 위하여, 경정맥요로조영술보다 비침습적인 신초음파검사가 추천된다. 방광조영술이나 역행성요도조영술 등의 하부요로의 검사 역시 방광 내 병변이 의심되는 경우나 요도협착이 의심되는 경우에 행한다.

3) 압력요류검사

배뇨근 수축력과 요속을 동시에 측정하는 압력요류검사는 하부요로폐쇄의 정도를 가장 정확히 파악할 수 있고, 배뇨근 수축력 감소에 의한 요속감소와 감별할 수 있어 유용하다. 현재 많이 사용 중인 Schafer nomogram, Abrams and Griffiths nomogram이 폐쇄의 판단에 추천된다. 전립선 비대증에서 압력요류검사는 하부요로폐쇄의 정확한 진단에 도움이 되며, 수술적 치료 효과 예측에 도움이 되지만 모든 환자에서 압력요류검사를 시행하는 것은 바람직하지 않다. 환자의 임상적 증상과 다른 검사소견이 일치하지 않는 경우, 크기가 작은 전립선에서 하부요로증상이 심한 경우, 신경인성 방광이 의심되는 경우, 골반 근치적 수술의 과거력이 있는 경우, 과거 전립선 수술적 치료 후 효과가 없었던 경우에 선별적으로 시행한다.

치료

전립선 비대증의 치료로 크게 수술적 치료와 약물 치료가 있다. 수술적 치료는 전립선 비대증을 없애는 근본적인 치료 방법으로 커진 전립선 조직을 수술로 제거해 요도의 압박을 없앤다. 이 중에서 경요도적 전립선 절제술은 전립선 비대증 치료의 표준치료로써 가장 많이 시행되고 있는 방법이다. 그러나 지난 몇 해 동안 합병증을 낮추기 위한 노력이 계속되고 효과적인 약물이 많이 개발되면서 내과적인 약물 요법과 최소 침습적 치료법 등이 점차로 증가하고 있는 추세이다. 전립선 비대증의 치료는 비대증의 정도나 환자의 증상 정도, 방광 출구 폐색의 유무와 같은 주된 요인 외에도 환자의 심신 상태, 치료 비용과 같은 보조적 요인들을 고려하여 환자에게 알맞은 방법이 선택되어야 한다. 전립선 비대증의 진단, 치료에 대해서는 2010 년도 미국 비뇨기과 학회에서 발표한 AUA guideline(그림 2, 3)이 대표적이며 국내에서도 치료 방침을 결정하는데 대부분 이 원칙을 따른다.

1. 대기요법(Watchful Waiting)

대기 요법은 주로 증상이 경미한 전립선 비대증 환자에게 적용할 수 있다. 이는 대개 6개월에서 1년 간격으로 전립선에 대한 검진을 하면서 약물 치료나 수술 치료가 필요한 지를 주의 깊게 관찰하는 것을 말한다. 여기에는 자기 전 수분 섭취의 제한, 술과 카페인 포함된 음식 섭취의 조절, 일정 간격의 배뇨 습관 같은 생활 방식의 변화를 포함하고 있다.

2. 전립선 비대증의 내과적 치료(Medical Management of BPH)

전립선 비대증에서 약물 치료는 환자들이 느끼는 불편감을 일차적으로 해

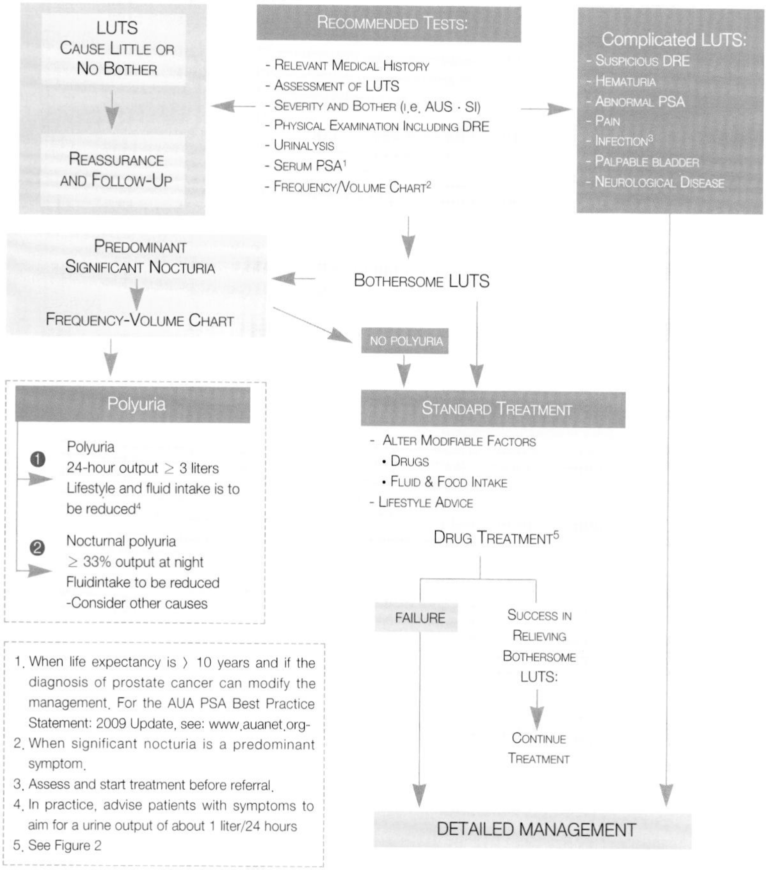

그림 2. 2010년 American Urologic Association guideline (Basic management)

결해 주며, 가능하다면 전립선의 크기를 줄여 주거나 아니면 더 이상 커지는 것을 방지하는데 목표가 있다. 현재 사용되고 있는 전립선 비대증의 약물요

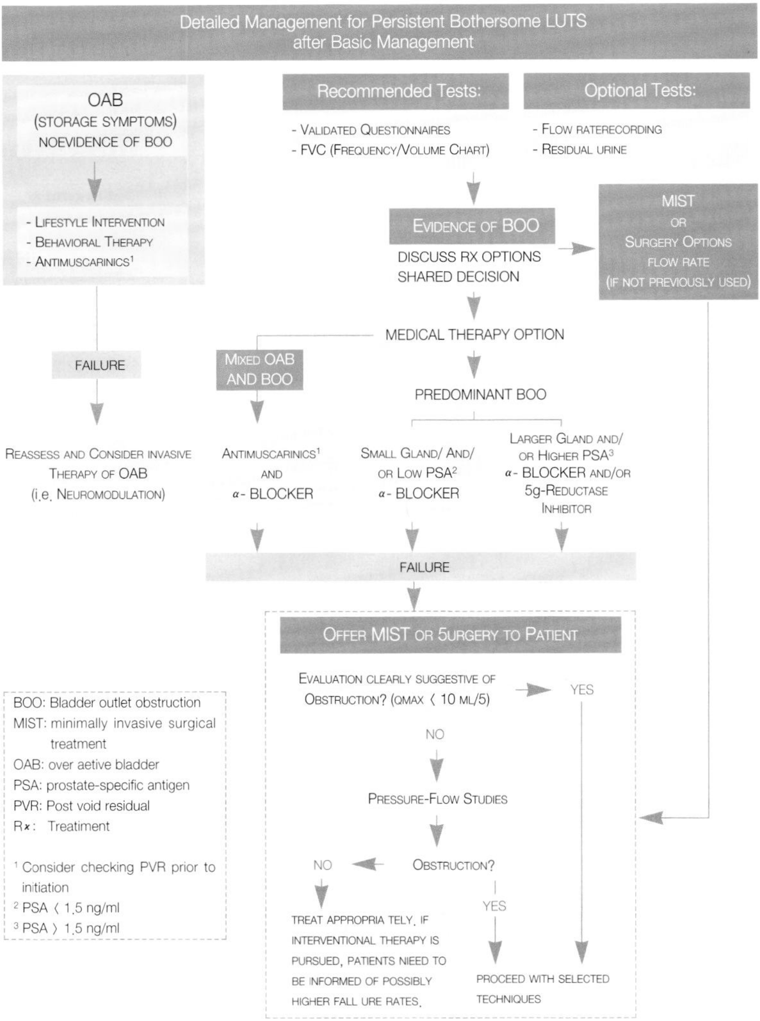

그림 3. 2010년 American Urologic Association guideline (Detailed management)

법은 크게 5가지로 대변될 수 있다. 첫째는 α1-아드레날린성 수용체 차단제(alpha1-adrenergic blocking agent)이고, 둘째는 호르몬 차단제(hormonal agent), 셋째는 병합요법(combined therapy)이다. 넷째, 다섯째는 항무스카린제(anti-muscarinic agent)와 생약제(phytotherapeutic agent)가 되겠다.

1) α1-아드레날린성 수용체 차단제(α1-adrenergic blocking agent)

방광경부와 전립선에 존재하는 평활근은 자율신경의 지배를 받는다. α1 아드레날린성 수용체는 방광경부와 전립선의 평활근에는 많이 분포하나 방광배뇨근에는 거의 분포하지 않는다. 따라서 α1 차단제는 방광경부와 전립선의 평활근에 직접 작용을 하여 방광 배뇨근의 수축력 저하 없이 전립선비대의 기능적인 폐색을 완화시킨다. α1 수용체에 α1a, α1b, α1d 등 아형이 있고, α1a 수용체는 전립선 평활근에, α1b 수용체는 혈관에 더 많이 분포한다. 따라서 α1a 수용체 차단제는 전립선에 선택적인 효과가 있는 약물이다. α1-아드레날린성 수용체 차단제에는 prazosin, alfuzosin, terazosin, doxazosin, tamsulosin 등이 있다. Terazosin은 본래 혈압 강하제로 개발되었지만 전립선 비대증과 연관된 증상의 개선과 요속 증가 등의 효과가 입증되어 전립선 비대증의 치료에도 사용되고 있다. Doxazosin은 상대적으로 작용이 빠르고 반감기가 길기 때문에 1일 1회 복용으로 충분하다. 그러나 점진적으로 용량을 증가시켜 원하는 용량에 도달해야 한다는 단점이 있었다. 그래서 서방형이 개발되었고 초기부터 4mg을 투여 할 수 있게 되었다. 여러 연구를 통하여 Doxazosin의 안정성과 효과가 입증되었고 장기간 사용시에도 부작용이 적은 약물로 안전하게 임상에서 사용할 수 있다. 또한 고혈압이 동반되어 있으면 동시에 치료 할 수 있다는 장점도 있다. Alfuzosin은 α1 수용체를 선택적, 경쟁적으로 길항하는 약물로서, 혈장보다 전립선 내에 우세하게 분포하며 교감신경에 의한 전립선 평활근의 긴장을 감소시킨다. 약동학적으로 α1a 수용체 아형에 친화성이 높다는 증거는 없지만 실험적으로나 임상적으로 비뇨기에 선택적 약물이라는 것이 밝혀졌고 심혈관계에 관한 부작용이 거의 없는 것으로 보고되었다. Tamsulosin은 α1a 수용체 아형에 선택성을 가지며 전립선 비대증에 대한 증상을 개선시킨다. 그리고 기존에 사용되던 α1 아드레날린성 수용체 차단제인 Terazosin, Doxazosin 등에서 보이던 혈압강하, 어지럼, 코막힘, 빈맥 등은 Tamsulosin과 같은 선택적 α1a 수용체에서는 보이지 않았다. α1 아드레날린성 수용체 차단제에 의한 부작용은 혈관에 분포하는 α1b 수용체의 차단으로 일어나며 주로 심혈관 계통 및 중추신경 계통의 증상을 보인다. 부작용은 두통, 현기, 피로, 코막힘 등이 있지만 그 빈도는 낮으며 가장 흔한 부작용인 기립성 저혈압은 약 2~5%에서 발생된다. 부작용의 정도는 약제의 종류나 용량에 따라 다르나 용량을 점진적으로 조절하면 부작용도 많이 감소하고 때로는 사라지기도 한다. 정상 혈압을 유지하는 환자는 임상적으로 의미 있게 혈압강하가 초래되지 않으나, 혈압약을 복용하고 있는 본태성 고혈압 환자는 혈압강하 정도가 심할 수 있으므로 용량을 조절하여야 한다.

2) 5α-환원효소 억제제(5α-reductase Inhibitor)

5α-환원효소는 피부, 간에 주로 분포하는 I형과 전립선 내에 분포하는 II형이 있다. 신체 내에서 주도적인 남성호르몬은 테스토스테론이지만 전립선 세포에서는 5α-환원효소에 의해 전환된 dihydrotestosterone(DHT)이 주된 역할을 한다. 전립선의 성장은 기본적으로 DHT에 의존하며 전립선 세포에서 이 DHT를 차단하면 남성호르몬에 의존하는 유전자의 불활성이 유도되고 결국은 단백질 합성이 감소하여 퇴화, 때로는 세포 괴사를 일으킨다. Finasteride는 II형 5α-환원효소 억제제로, Dutasteride는 I형 및 II형 5α-환원

효소 억제제로서 사용되고 있다. Finasteride는 투여 2주 이내에 혈청 테스토스테론에 영향 없이 혈청 DHT치를 70%, 전립선내의 DHT치를 80~90% 감소시킨다. Finasteride는 약 70%의 환자에서 전립선의 용적을 30% 정도 감소시키는 효과가 있다. 그러나 모든 BPH 환자에서 5-알파환원효소 억제제의 효과를 기대할 수 있는 것은 아니며, 40ml 미만인 경우 그 효과가 적은 것으로 알려져 있다. 그러므로 전립선의 크기가 크고 전립선특이항원 수치가 높을수록 5-알파환원효소 억제제의 투여를 고려할 수 있다.

5-알파환원효소 억제제는 수개월 이상 투여시 혈중 PSA를 거의 50%까지 감소시키므로 PSA를 이용한 전립선암의 선별검사시 혼란을 줄 수 있다. 따라서 5-알파환원효소 억제를 수개월이상 사용한 경우 현재 PSA수치에 2배를 곱하여 추정되는 PSA수치를 기준으로 전립선암을 선별하는 doubling rule을 적용한다. 부작용은 약 6%에서 성욕감퇴, 약 8%에서 발기부전, 약 4%에서 사정액 감소 및 여성형 유방 등이 있다. 여성형 유방을 제외하고 대부분의 부작용이 투약 1년 이내에 주로 발생하고, 이후에는 위약군과 유의한 차이는 없는 것으로 보고된다. 5-알파환원효소 억제제는 전립선이 30ml~40ml이상으로 크고 국제전립선증상점수가 높은 경우 급성요폐나 수술의 가능성을 감소시키는 이점이 있으나, 알파차단제에 비해 증상개선의 효과가 늦게 나타나며 특히 성기능장애의 부작용과 장기간 매일 복용해야 한다는 단점에 대해 환자에게 설명하는 과정이 필요하다.

3) 병합요법(Combined therapy)

전립선 비대증 환자에게 전립선 비대에 의한 정적 요소와 방광경부 평활근과 관련된 역동학적 요소를 함께 개선하기 위하여 $\alpha 1$ 아드레날린성 수용체 차단제(알파 차단제)와 5α환원효소억제제를 병용하는 것은 이론적으로 이상적이다. Medical Therapy of Prostate Symptoms(MTOPS) 연구에서 Doxazosin군, Finasteride군, 병합요법 군에서 전립선 비대증의 진행 위험이 각각 39%, 34%, 66%로 유의하게 감소하였다. 또한 중등도 이상의 전립선 비대를 가진 동양인을 대상으로 한 CombAT (Combination of Avodart and Tamsulosin) 연구에서는 증상 점수, 전립선 용적의 감소, 요속 및 삶의 질 개선이 Tamsulosin 혹은 Dutasteride 단독 군에 비해 병합 요법군에서 우월하였다. 이러한 병용 요법은 일반적으로 전립선의 크기가 30gm이상이거나 PSA가 1.5ng/ml이상인 환자에게 권장된다.

4) 항무스카린제(anti-muscarinic agent)

전립선 비대증은 많은 경우 과민성 방광 증상을 동반한다. 이는 연령이 증가할 수록, 방광하부 폐색이 심할 수록 증가한다. 과민성 방광(요절박, 절박요실금 등의 증상)을 동반한 전립선 비대증의 경우 알파 차단제만으로는 치료효과를 얻기 어려우므로 과민성 방광으로 인한 자극 증상을 치료하기 위하여 항무스카린제를 사용한다. oxybutynin, propiverine, trospium, tolterodine 등이 이에 속한다.

5) 생약제(Phytotherapeutic agents)

자연 성분의 생약으로서 생약제는 전립선 비대증에 비교적 광범위하게 사용되고 있으며 특히 유럽을 포함한 서반구에서 그 사용이 많은 것으로 알려져 있다(표 3). Anti-inflammatory, antiandrogenic effect 또는 SHBG (sexual hormone binding globulin) 의 감소 등이 그 작용 기전으로 설명되고 있다. 이들의 안전성은 비교적 잘 알려져 있으나 효과적인 측면에서는 아직 명확히 검증되지는 않았다(표 3).

표 3. 전립선 비대증에 있어 생약제 치료 효과에 대한 보고들

Bibliography	Total no of patients	Comparison (treatment duration)	Comment
Tacklind et al.(2012)	582	Saw palmetto vs placebo (72 weeks)	Saw palmetto was not superior to placebo in reducing LUTS or prostate size in men with LUTS consistent with BPH.
Safarinejad (2005)	287	Nettle vs placebo (6 months)	Nettle induced a significant reduction in IPSS, serum PSA and prostate size.
Ghorbanibirgani et al. (2013)	100	Nettle vs placebo (8 months)	Nettle had a better effect in relieving clinical symptoms in BPH patients compared to placebo.
Wong et al. (2012)	176	Soy isoflavones vs placebo	Slight superiority of isoflavones over placebo. Tolerability of isoflavones was excellent.
Wilt et al. (1998)	644	Saw palmetto vs placebo (6~10 months)	Saw palmetto improved urinary tract symptoms and flaw measures.
Wilt et al. (2000)	519	β-Sitosterol vs placebo (maximum 26 weeks)	β-Sitosterol significantly reduced IPSS (improved urological symptoms and flaw measures). The studies included in the SR were limited by their short follow-up period.
Wilt et al. (2002)	1562	Pygeum vs placebo (maximum 16 weeks)	Pygeum improved urinary symptoms and flaw measures. The studies included in the SR were limited by their short follow-up period.
MacDonald et al. (2000)	163	Cernilton® vs placebo	Cermiton improved subjective symptoms and nocturia compared with placebo. The studies included in the SR were limited by a short follw-up period.
Mantovani (2010)	70	Saw palmetto vs baseline or pygeum (4 weeks)	Saw palmetto improved clinical symptoms in BPH patients with a good tolerability profile. The studies were limited by a short follow-up period.
MacDonald et al. (2012)	657	Saw palmetto vs placebo (6~18 months)	Saw palmetto was not better than placebo, even at escalating doses.
Boyle et al. (2004)	17	Permixon® vs placebo	Permixon® showed a significant improvement in peak flaw rate and reduction in nocturia above placebo.

3. 전립선 비대증의 수술적 치료(Surgical Management of BPH)

전립선 비대증 환자에서 전립선 수술의 적응증은 1) 급성 요폐 2) 전립선 폐색에 의한 만성 요폐 3) 재발성 요로감염 4) 전립선에 의한 재발성 육안적 혈뇨 5) 전립선 비대증에 의한 방광결석 6) 전립선 비대증에 의한 신부전 7) 거대 방광게실 8) 환자가 수술을 원하는 경우 9) 내과적 치료에 반응하지 않는 경우이다.

1) 경요도 전립선절제술(Transurethral Resection of Prostate; TURP)

이는 절제 루프를 부착한 절제경을 요도를 통하여 삽입한 후 비대되어 있는 전립선 조직을 절제하는 방법이다. 문헌에 따르면 경요도적 절제술을 시행 후 환자의 증상이 개선되는 비율은 70~96%로 평균 88%를 보인다. 아직까지는 다른 덜 침습적인 시술보다는 경요도적 전립선 절제술이 중증도의 하부요로증상을 동반한 환자 혹은 전립선 비대증에 의한 합병증을 가진 환자에게 있어서 가장 확실할 방법이다. 물론 TURP는 시술자의 경험과 숙련 정도가 결과에 미치는 영향이 크므로 TURP의 치료 성적을 일률적으로 평가하는 것은 바람직하지 않다. 수술 중 출혈, 경요도 전립선절제술 증후군, 피막 천공, 요관구 손상, 외요도 괄약근의 손상 등이 발생할 수 있다. 술 후 합병증으로는 역행성 사정(56~72%), 요실금(30~40%, 괄약근 부전/배뇨근 불안정 혹은 혼합성), 발기부전, 요도 협착 등이 있다. 요실금의 경우, 술 후 수개월 이내에 회복되는 경우도 많으며, 술 후 1년째 요실금의 빈도는 1.1~4.6% 정도로 보고되고 있다.

2) 개복 전립선적출술(Open Prostatectomy)

이는 개복후 전립선피막에 절개를 가하고 손가락으로 선종을 적출하는 방법이다. 경요도 전립선 적출술에 비해 재발률이 낮고 adenoma를 더 완벽하게 제거할 수 있는 방법이지만, 개복술이 필요하고 입원기간이 길며 수술 중 출혈이 많다는 단점이 있다. 그래서 대부분의 전립선 비대증에서 100gm 이상의 전립선비대인 경우, 방광 게실이 합병되어 있을 때, 쇄석 위를 취할 수 없는 경우를 제외하고는 TURP를 선호한다.

4. 전립선 비대증의 저침습적 치료법 (Minimally invasive management of BPH)

1) 레이저 전립선절제술(Laser Prostatectomy)

Neodymium-YAG, KTP, Holmium 등 각종 레이저를 이용하여 전립선조직에 고열을 가하여 조직의 기화나 응고괴사를 일으키는 방법으로 초음파로 관찰하면서 시행하는 TULIP(Transurethral laser incision of the prostate)나 VLAP(Visual laser ablation of the prostate)와 접촉레이저(contact laser), 간질레이저(interstitial laser) 등의 방법이 있다. 레이저 전립선 절제술은 간단한 시술, 적은 출혈과 관류액의 흡수가 주된 장점이다.

2) 고주파 침박리술(Transurethral Needle Ablation; TUNA)

독특한 침을 가진 카테터를 요도를 통해 삽입한 후 부착된 내시경을 통해 정확한 전립선 위치를 선정하고 2개의 침을 전립선 중심부까지 찔러 넣은 후 고주파(radiofrequency)를 이용하여 전립선조직에 100°C 고열을 가하여 전립선을 응고 괴사시키는 방법으로 출혈이 비교적 적고 국소마취로 시술이 가능하다는 장점이 있으나 카테터 유치가 필요하고 중엽이 비대된 경우에는 치료가 힘든 단점이 있다.

3) 경요도 전기기화술(Electrovaporization)

표준 경요도 절제경의 전극을 변화시킨 소위 '회전 볼 전극(roller-ball electrode)' 에 230~250W의 절제 전류와 60~80W의 응고전류를 사용하여 전립선조직을 기화시키는 치료법으로 TURP의 효과를 얻으면서 출혈이 적고 카테터 유치 기간이 짧다는 장점이 있다. 그러나 시술시간이 길어 40gm 이하의 전립선 비대증에 적응되고 또한 조직을 얻지 못하는 단점이 있다.

4) 경요도 레이저 기화술(Transurethral Laser Vaporization)

전기 기화술과 유사한 술기로 레이저를 이용하여 전립선을 기화 시키는 것이다. 전기 기화술과 달리 전립선 표면에 레이저 섬유를 접촉시키는 것으로 전립선에 여러 개의 고랑을 형성시켜서 넓은 통로를 만들어주는 방법이다. 전기 기화술처럼 경요도 전립선 절제술에 비해 요속, 증상점수의 짧은 개선을 보인다. 그리고 술 후 요폐로 인한 2차적 도뇨관 유치가 필요한 경우가 있다.

5) 경요도 Holmium레이저 절제술/적출술(Transurethral Holmium Laser Resection/Enucleation)

경요도 holmium레이저절제술/적출술은 holmium레이저를 이용하는 비교적 새로운 방식으로 레이저 섬유를 이용하여 전립선 선종(adenoma)을 통째로 적출하는 방법이다. 연구 결과를 보면 출혈과 경요도 전립선 절제 증후군의 발생율도 적었다. Holmium레이저는 아주 큰 전립선에도 적응이 가능하고 잘 훈련된 술자가 시행시 개복 전립선절제술의 결과와 비슷한 정도의 우수한 결과들이 보고되고 있다.

6) High-Intensity Focused Ultrasound (HIFU)

전신 또는 척추 마취 하에 경직장으로 high-intensity focused ultrasound를 전립선 조직에 방사하여 전립선 조직 내의 온도를 90~100°C까지 상승시켜 응고괴사를 일으키는 방법으로 증상과 요속의 개선이 있다고 보고되고 있으나 안전성과 효율성에 대해서는 추적관찰이 필요하다.

7) Prostatic urethral lift(그림 4)

단단한 전립선의 피막과, 어느 정도 압축성이 있는 선조직(glandular tissue) 의 특성을 이용하여, 요도와 전립선 피막 사이에 조직 견인 기구(tissue-retracting implant) 를 설치하여 요도 내경의 협착을 완화시키는 방법이다. 국소 마취하 시행이 가능하며, 역행성 사정 없이 증상 개선과 요속 증가의 장점이 보고되었으나, 이 역시 안전성과 효율성에 대해서는 장기간의 추적관찰이 필요하겠다.

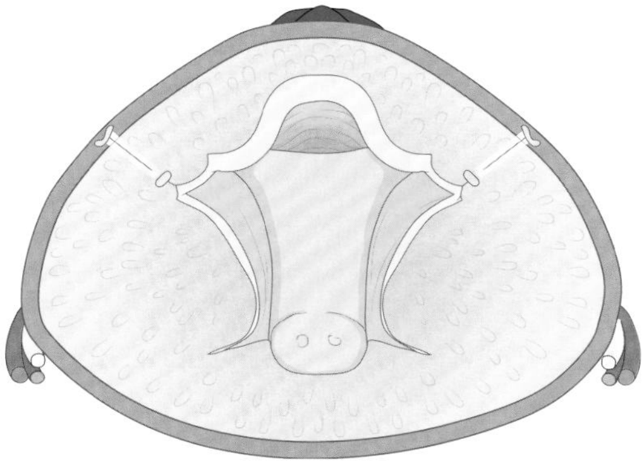

그림 4. Prostatic urethral lift

5. 전립선 비대증의 치료법 선택

상기한 바와 같이 전립선 비대증에 대한 각각의 치료방법에는 모두 장단점이 있다. 약물치료는 즉시 효과가 나타나기도 하지만 수개월이 지나서야 효과가 나타나는 수도 있으며 현기증이나 저혈압, 성욕 감퇴 등의 부작용도 예상할 수 있다. 수술 치료를 선택할 때에도 출혈, 감염, 요실금 등의 합병증을 고려하여 신중한 선택을 하여야 할 것이다. 객관적인 증상의 정도만으로 치료법을 결정하고 이를 환자에게 일률적으로 적용하는 것은 좋지 않다. 개개 환자의 신체적 상태와 선호도 등을 고려하여 각 치료법의 장단점을 설명해 줌으로써 환자가 적절한 선택을 하도록 도와 준다. 즉 환자가 치료에 대해 충분히 이해하고 동의할 때에 한하여 치료를 함으로써 의사와 환자간에 신뢰가 구축되고 환자 중심의 진료가 이루어 질 수 있다(표 4, 5, 그림 5).

표 4. **전립선 비대증 치료방법에 따른 결과 대조표**

		약물치료			수술적치료			대기요법
		알파차단제	5α전환 효소역제제	병합요법	TURP	TUIP	개복전립선 절제술	대기요법
치료결과	증상점수 개선	5.63~7.53	3.4	6.21~6.53	14.8	15.2	10.1	0.5
	최대요속 개선	1.94~2.98	1.66	2.63~3.38	10.7	7.65	11.5	2.2
	삶의질점수 개선	1.37~1.47	0.87	1.57	3.3	3.7		
부작용 발생률	급성요폐	0~4%	2%	0%	5%	6%	1%	3%
	어지럼증	5~13%	5%	2~21%				
	사정장애	0~10%	4%	1~7%	65%	18%	61%	
	발기장애	3~5%	8%	8~10%	10%	13%		
	요식금				3%	2%	6%	2%
	이차수술				5%	14%	1%	55%

치료 10-16개월 후의 결과로 대상을 비교하였음.

표 5. 증상의 정도와 치료법의 선택

	증상점수(IPSS 기준)			요폐	신기능장애, 수신증	중증 및 수술불능상태
	경증	중등도	중증			
관찰	○	○	×	×	×	○
알파차단제	○	○	△	×	×	×
호르몬차단제	○	○	△	×	×	×
수술	×	×	○	○	×	×
임시배뇨	×	×	○	○	○	○

○: 가능, △: 경과에 따라 수술요법 시기 결정, ×: 불가능, 경증: 0~7점, 중등도: 8~19점, 중증: 20이상

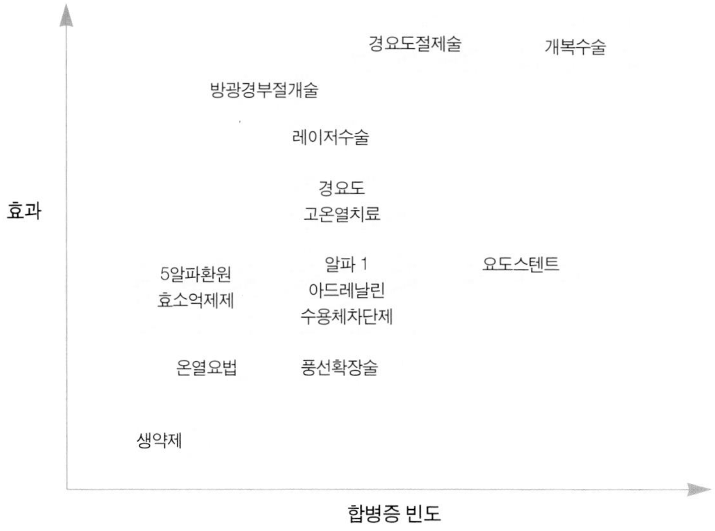

그림 5. 전립선 비대증의 각종 치료법의 효과와 합병증 비교

■ 참고문헌

1. 김현회, 곽철, 서성일, 정현, 이은식, 이종욱. 전립선 비대증에 대한 경요도절제술의 효과 및 합병증: 장기추적결과. 대한비뇨기과학회지 1996;37:268-280
2. 유창희, 김청수. 비뇨기과 영역에서의 보완대체요법. 대한비뇨기과학회지 2008;49:193-202
3. 정병하. 전립선 비대증의 약물치료. 대한비뇨기과학회지 2007;48:233-243
4. BH Chung, CG Roehrborn, P Siami3, K Major-Walker, BB Morrill, TH Wilson5 and F Montorsi6, on behalf of the CombAT Study Group. Efficacy and safety of dutasteride, tamsulosin and their combination in a subpopulation of the CombAT study: 2-year results in Asian men with moderate-to-severe BPH. Prostate Cancer and Prostatic Dis 2008;11:1-8
5. Chung BH, Hong SJ, Cho JS, Seong DH. Relationship between serum prostate specificantigen and prostate volume in Korean men with benign prostatic hyperplasia: a multicentre study. BJU Int 2006;97:742-6
6. DeReijke TM, Klarskov P. Doxazosin versus alfuzosin in benign prostatic hyperplasia: results of a multinational, randomised, double-blind European trial. Eur Urol 2000;37:473-9
7. Gerber GS, Goldfischer ER, Karrison TG, Bales GT. Serum creatinine measurements in men with lower urinary tract symptoms secondary to benign prostatic hyperplasia. Urology 1997;49:697-702
8. Gilling PJ, Kennett KM, Fraundorfer MR. Holmium laser resection vs transurethral resection of the prostate: results of a randomized trial with 2 years of follow-up. J Endourol 2000;14:757-63
9. Gormley GJ, Tenover JS, Darracott VE, Pappas F, Taylor A, Binkowitz B. The effect of finasteride in men with benign prostatic hyperplasia. N Engl J Med 1992;327:1185-91
10. Herschman JD, Smith DS, Catalona WJ. Effect of ejaculation on serum total and free prostate specific antigen concentration. Urology 1997;50:239-43
11. Homma Y, Kawabe K, Tsukamoto T, Yamanaka H, Okada K, Okajima E, et al. Epidemiologic survey of lower urinary tract symptoms in Asia and Australia using

the International Prostate Symptom Score. Int Urol 1997;4:40-6

12. John MF. Minimally invasive and endoscopic management of benign prostatic hyperplasia. In Wein AJ, Kavoussi LR, Novick AC, Partin AW, Peters CA. Campell-Walsh' s Urology. 9th ed, Philadelphia : Saunders, 2007;2803-2844
13. Kaplan SA, Te AE, Ikeguchi E, Santarosa RP. The treatment of benign prostatic hyperplasia with alpha blockers in men over the age of 80 years. Br J Urol 1997;80:875-879
14. Kirby RS. The natural history of benign prostatic hyperplasia: what have we learned in the last decade? Urology 2000;56:3
15. Koch WF, Ezz el Din K, de Wildt MJ, Debruyne FM, de la Rosette JJ. The outcome of renal ultrasound in the assessment of 556 consecutive patients with benign prostatic hyperplasia. J Urol 1996;155:186-9
16. Lee HM, Jeong SJ. Epidemiology of Lower Urinary Tract Symptoms: Emphasis on the Status in Korea. Korean J Urol. 2014 May;55(5):300-8
17. Lepor H, Williford WO, Barry MJ, Michael JB, Michael KB, Christopher MD, et al. The efficacy of terazosin, finasteride, or both in benign prostatic hyperplasia. Veterans Affairs Cooperative Studies Benign Prostatic Hyperplasia Study Group. N Engl J Med 1996;335: 533-540
18. Lukacs B, Grange JC, Comet D, Mccarthy C. History of 7,093 patients with lower urinary tract symptoms related to benign prostatic hyperplasia treated with alfuzosin in general practice up to 3 years. Eur Urol 2000; 37:183-190.
19. Madersbacher S, Alivizatos G, Nordling J, Sanz CR, Emberton M, de la Rosette JJ. EAU 2004 guidelines on assessment, therapy and follow-up of men with lower urinary tract symptoms suggestive of benign prostatic obstruction (BPH guidelines). Eur Urol 2004 Nov;46(5):547-54
20. Madersbacher S, Schatzl G, Djavan B, Stulnig T, Marberger M. Long-term outcome of transrectal high-intensity focused ultrasound therapy for benign prostatic hyperplasia. Eur Urol 2000;37: 687-71
21. McConnell JD, Roehbom CG, Bautista OM, Andriole Jr GL, Dixon CM, Kusek JW, et al. The long-term effect of doxazosin, finasteride, and combination therapy on the clinical progression of benign prostatic hyperplasia. N Engl J Med

2003;349:2387-98
22. McConnell JD, Roehrborn CG, Bautista OM, Gerald LA, Christopher MD, John WK,et al. The long-term effect of doxazosin, finasteride, and combination therapy on the clinical progression of benign prostatic hyperplasia. N Engl J Med 2003;349:2387-2398.
23. McNicholas TA, Woo HH, Chin PT, Bolton D, Fernandez Arjona M, et. al. Minimally invasive prostatic urethral lift: surgical technique and multinational experience. Eur Urol 2013;64:292-9.
24. Mebust WK, Holtgrewe HL, Cockett AT, Peters PC. Transurethral prostatectomy; immediate and postoperative complications. A cooperative study of 13 participating institutions evaluating 3,885 patients. 1989. J Urol 2002;167:999-1004
25. Morote J, Encabo G, Lopez M, de Torres IM. Prediction of prostate volume based on total and free serum prostate specific antigen: is it reliable? Eur Urol 2000;38:91-95
26. Oesterling JE, Issa MM, Roehrborn CG, Bruskewitz R, Naslund MJ, Perez-Marrero R, et. al. The long-term results of a prospective, randomized clinical trial comparing TUNA to TURP for the treatment of symptomatic BPH. J Urol 1997;157: 328-32
27. Roehrborn CG, Boyle P, Gould AL, Waldstreicher J. Serum prostate specific antigen as a predictor of prostate volume in men with benign prostatic hyperplasia. Urology 1999;53:581-9
28. Roehrborn CG, Boyle P, Nickel J, Hoefner K, Andriole G. Efficacy and safety of a dual inhibitor of 5-alpha-reductase types 1 and 2 (dutasteride) in men with benign prostatic hyperplasia. Urology 2002;60:434-9
29. Roehrborn CG, Malice M, Cook TJ, Giman CJ. Clinical predictors of spontaneous acute urinary retention in men with LUTS and clinical BPH: a comprehensive analysis of the pooled placebo groups of several large clinical trials. Urology 2001;58:210-6
30. Sacks SH, Aparicio SA, Bevan A, Oliver DO, Will EJ, Davision AM. Late renal failure due to prostatic outflow obstruction: a preventable disease. BMJ 1989;298:156-9

31. Tsukamoto T, Kumamoto Y, Masukmori N, Miyakr H, Rhodes T, Girman GJ, Guess HA, Jacobsen HJ, Lieber MM. Prevalence of prostatism in Japanese men in a population based study with comparison to a simailar American study. J Urol 1995;154:391-5

후기발현 남성 성선기능저하증

Late-onset hypogonadism

CHAPTER 05

신명식 (명비뇨기과)
문두건 (고려의대)
성현환 (성균관의대)
우승효 (을지의대)

후기발현 남성 성선기능저하증

Late-onset hypogonadism

서론

성인은 필연적으로 노화의 과정에 놓인다. 여성의 경우 50세를 전후하여 누구나 여성 호르몬이 급격히 감소하고 생리가 중단되는 폐경기(menopause)를 맞게 되며, 폐경이 되면 생식력의 소멸과 함께 여성호르몬의 감소와 연관된 일련의 증상, 안면홍조, 발한, 성욕감퇴 등을 나타내는데 이러한 증후군을 여성갱년기(climacterium)라 일컫는다.

남성에게도 갱년기는 온다. 그러나 여성과 달리 남성호르몬은 노화에 따라 서서히 감소하고 개인차가 심할 뿐만 아니라 전형적인 갱년기 자각증상이 없기 때문에 이를 실감하지 못하는 경우가 많다. 또한 남성갱년기의 증상은 정상적인 노화 과정이나 다양한 노인성 질환들의 증상과 구별이 모호한 경우도 많다.

건강한 남성은 하루에 5~7mg 정도의 테스토스테론을 생산한다. 테스토스테론은 고환에서 생성되는 남성호르몬으로 남자의 성징에 주된 역할을 하며, 뇌의 집중력과 기억력을 높여주고 근력 및 골밀도를 증가시키는 등에 관여한다. 남성의 테스토스테론은 5~30세에 최고농도를 내었다가 노화에 따라 시상하부-뇌하수체-성선(고환)을 잇는 축의 활성이 저하되면서 그 분비가 감소한다. 노화로 인한 총테스토스테론치의 감소는 55~60세에 이르러 매해 0.8% 정도로 유의하게 나타나 60세 이상 남성의 20%에서 정상인에 비해 낮으며 75세에는 30세의 60% 정도로 감소된다. 테스토스테론은 여러 신체 장기의 평형유지에 필수적인 생물학적 인자로서, 이의 결핍은 성욕감퇴, 성기능 부전 뿐만 아니라 신체 내 다양한 병리적 결과를 초래하게 된다.

1939년 Werner는 50대 남성에서 신경과민, 우울증, 기억력 및 집중력 감퇴, 피로감, 불면증, 성욕감퇴 등 여성갱년기와 유사한 증상이 나타남을 관찰하여 이들 증상 증후군을 남성갱년기(male climacteric)라 명하였다. 그러나 남성은 여성처럼 폐경기를 계기로 생식력이 중단되지 않고 증상의 발현에 있어 개인에 따른 차이가 크기 때문에 이런 점을 보완한 용어로서 Partial Androgen Decline in Aging Male(PADAM), Androgen Decline in Aging Male(ADAM) 등이 국제학회에서 사용되기도 하였다. 이후 2004년 제 4회 ISSAM(International Society of the Aging Male) congress에서 후기 발현 성선기능저하증(Late Onset Hypogonadism; LOH)의 용어가 제안된 이후 최근까지 광범위하게 통용되었다. 여러 국제학회에서 제안한 권고사항을 보면 LOH는 '남성에서 연령이 증가하면서 경험하게 되는 임상적 생화학적 증후군으로 혈중 테스토스테론의 결핍과 전형적 증상들을 특징적으로 나타낸다' 고 정의되어 있다.

2006년 Morales는 남성갱년기가 나타내는 다양한 정도의 증상과 징후를 포괄하여 증후군이라고 표현하는 것이 적절하며 결핍에 따른 병태생리가 비교적 잘 규명되어 있는 테스토스테론을 직접 언급할 필요성이 있다는 점에서 테스토스테론 결핍 증후군(testosterone deficiency syndrome; TDS)이라는 용어를 제안하여 가장 보편적이고 구체적인 용어로서 많은 학자들의 공감을 얻었다. 남성갱년기의 진단은 테스토스테론의 생화학적 검사와 다양한 정도의 증상과 징후를 포괄한 임상증상을 통해 이루어지므로 TDS는 남성갱년기를 정의하는데 현재 제안된 용어 중 가장 적절한 것으로 생각된다.

남성갱년기의 정확한 유병률은 알 수 없지만 Massachusetts Male Aging Study의 보고에 의하면 매년 천명당 12.3명이 발생하여 40~69세 사이의 미국인에 매년 48만 천명의 새로운 환자가 발생한다. 최근 국내에서 40~80세의 남성 환자 1875명을 대상으로 시행한 대규모 다기관 연구 결과에 따르면 남성갱년기의 유병률은 10.2%로, 코카시안 및 중국인을 대상으로 한 연구 결과와 비슷하다.

진단

1. 증상, 병력청취, 신체검사

LOH의 진단을 위하여 충분한 병력청취와 적절한 문진은 필수적이다. 남성에서, 노화와 함께 진행하는 혈중 테스토스테론치 저하와 이로 인한 증상은 점진적이며 서서히 나타난다. LOH의 증상들은 크게 성생식기능 저하, 신체기능 변화 및 뇌신경기능 저하로 분류할 수 있다. 이러한 증상들은 비특이적이며 다원적이고 대부분 정상적인 노화과정과 구분하기도 모호하기 때문에 국제성학회(International Society of Sexual Medicine; ISSM)와 대한남성

표 1. **후기발현 남성성선기능저하증의 임상 증상**

1) 성욕저하, 발기부전(빈도, 질), 특히 야간 발기장애
2) 지적 활동, 인지기능, 공간 지남력의 감소, 피로, 우울, 성급함을 수반하는 기분의 변화
3) 수면장애
4) 근육양과 근력의 감소와 관련된 체지방 감소
5) 내장지방 증가
6) 체모의 감소 및 피부 변화
7) 골밀도 감소

갱년기학회는 위의 7가지 증상을 특징으로 하는 증후군으로 정의하고 있다(표 1).

테스토스테론에 영향을 미칠 수 있는 약물이나 병력에 대한 세심한 문진 역시 반드시 필요한데, 간경화, 만성 신부전증, 만성 폐쇄성호흡기질환, 심부전, 류마티스성 관절염과 같은 만성 질환 역시 테스토스테론 생성을 방해할 수 있다. 정신작용제, GnRH작용제 혹은 길항제, 케토코나졸, 아편제제, 에스트로겐, 부신피질호르몬, 알닥톤, flutamide, cimetidine 등의 약물은 테스토스테론을 감소시키거나 테스토스테론 수용체를 간섭하여 테스토스테론의 효과를 감소시키는 제제이다.

2. 자가설문지

증상을 객관화하기 위한 시도로서 자가설문지를 이용한 증상점수표를 개발하여 사용하고 있다. Aging Male symptoms rating scale(AMS), Androgen deficiency in ageing male (ADAM) 및 Massachusetts Male Aging Study (MMAS)등이 대표적인 설문지이다. 이 중에서 ADAM 설문지는 간단하고 사용하기 편하여 광범위하게 사용되고 있는데, 테스토스테론치의 감소를 반영

표 2. Androgen deficiency in ageing male (ADAM)설문지 한국어판

설문 번호	ADAM 설문지 한국어판
1	성욕감퇴가 있습니까?
2	기력이 있습니까?
3	체력이나 지구력에 감퇴가 있습니까?
4	키가 줄어들었습니까?
5	삶의 즐거움이 줄었다고 느낀 적이 있습니까?
6	울적하거나 괜히 짜증이 나십니까?
7	발기가 예전보다 덜 강합니까?
8	운동능력이 최근에 떨어진 것을 느낀 적이 있습니까?
9	저녁식사 후 바로 잠에 빠져 드십니까?
10	일의 수행능력이 최근에 떨어졌습니까?

하는 민감도는 높으나 특이도는 낮고, 점수화된 분류가 아니어서 증상의 정도를 평가하기에는 부족하다(표 2). 따라서 자가설문지는 선별검사의 도구로서 사용할 수 있으나 테스토스테론의 감소를 특이적으로 반영하는 데는 한계가 있기 때문에 이것만으로 병력청취를 대신할 수는 없으며 치료결과 판정의 도구로서의 의미에도 한계가 있다.

3. 신체검사

고환용적의 측정은 성기능의 평가에 많은 도움을 주는데, 고환은 18세 정도가 되면 성인의 고환크기에 도달하고 나이가 듦에 따라 점차 크기가 감소하게 된다. 결과적으로 고환은 작고 부드러워지는데, 최근에 급격히 진행된 경우에는 고환의 크기가 정상적으로 관찰되기도 한다. 안면모발의 성장속도가 감소되어 면도의 횟수도 줄며 액모와 음모의 양도 줄어든다. 하복부와 골

반대 부위에 지방분포가 증가되고 근육부피와 근력의 감소도 관찰된다.

4. 혈액학적 검사

총테스토스테론의 측정을 위하여 오전 7~11시에 채혈하여야 한다. 일반적으로 총테스토스테론의 정상하한치는 정해져 있지 않지만 국제남성학회와 대한남성갱년기학회 등에서는 총테스토스테론이 12nmol/L (346ng/dL) 이상이거나 유리테스토스테론이 250pmol/L (72pg/mL) 이상일 경우에는 호르몬 대체요법이 필요치 않다고 제시하였다. 유사하게 총테스토스테론치가 8nmol/L (231ng/dL) 이하이거나 유리테스토스테론이 225pmol/L (65pg/mL)인 경우에는 호르몬 대체요법을 통하여 유의한 효과를 기대할 수 있다고 하였다. 총테스토스테론이 8-12nmol/L인 경우에는 총테스토스테론과 함께 SHBG를 추가로 측정하여 유리테스토스테론, 생물학적 활성 테스토스테론, 유리테스토스테론 지표 등을 측정하거나 계산하여 지표로 사용할 수 있다. 만약 총테스토스테론치가 정상하한치 전후로 애매할 경우 재검사와 황체형성호르몬(luteinizing hormone; LH)이나 프로락틴검사가 필요하다. LOH 환자들에서 LH치는 매우 광범위할 수 있어서, 어떤 경우에는 상승되어 있어 고환의 기능부전을 시사하기도 하지만, 매우 낮은 경우에는 프로락틴 검사나 자기공명상 촬영을 통하여 부신피질이나 시상하부질환의 가능성을 배제하여야 한다. 생화학적으로 성선기능 저하증을 진단하기 애매한 경우에 진단을 위하여 금기증이 없는 환자에게 90일간의 진단적/치료적 목적의 남성호르몬을 투여 할 수 도 있다(그림 1). 테스토스테론의 측정 방법으로 방사선면역측정법이 단순하고, 저렴하며, 자동화가 가능하여 현재 가장 많이 사용되고 있지만 다른 스테로이드 계열 호르몬들과 교차반응이 있고 변이계수가 큰 단점이 있다. 가장 정확하고 신뢰할 만한 방법은 질량 편광분석법(Mass spectrometry)로 받아들

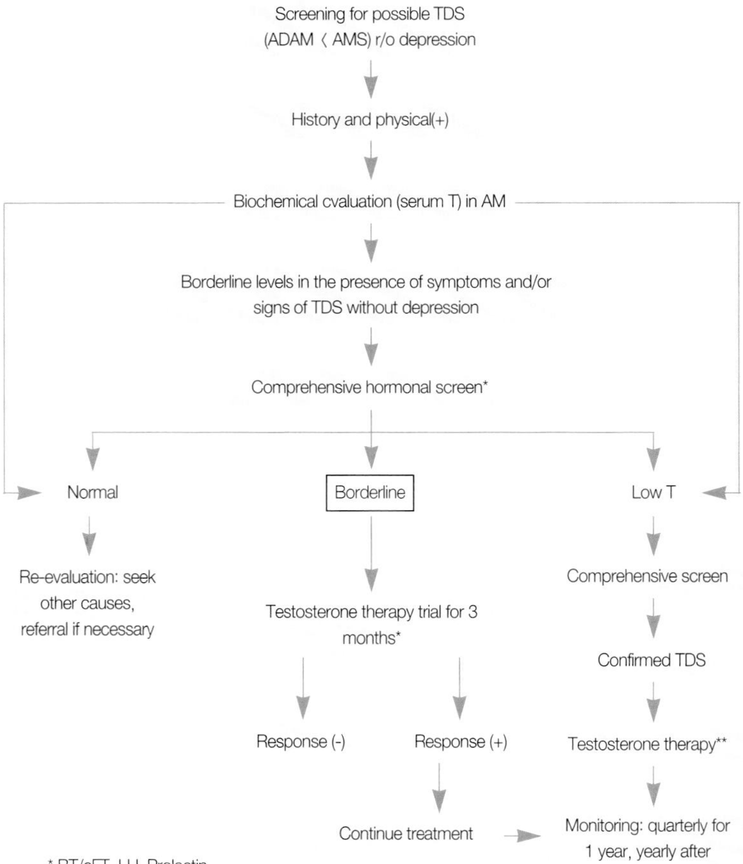

* BT/cFT, LH, Prolactin

** Absence of contraindications

그림 1. 후기발현 성선기능 저하증 환자의 진단

여지고 있지만 자동화가 어렵고 단계가 복잡하여 상용화되기 어려운 단점이 있다.

5. 기타 호르몬

총테스토스테론치의 감소가 노화에서 가장 의미 있게 나타나기 때문에 활발히 연구되어 왔지만, 노화로 인한 내분비변화는 성호르몬에만 국한되어 일어나지 않는다. 대표적으로 dehydroepiandrosterone(DHEA), 성장호르몬(growth hormone), 멜라토닌(melatonin) 및 티록신(thyroxin) 등이 있는데, 노화와 관련된 변화의 의의는 분명치 않기 때문에 통상적으로 측정하지 않는다. 하지만 이들 내분비 질환이 의심되는 경우에는 평가가 권유된다.

치료

후기발현 남성 성선기능저하증(LOH)는 정의에서와 같이 혈중 남성호르몬의 저하 및 관련된 증상이 동반된 것으로, 치료의 목표는 LOH 증상의 진행을 늦추거나 완화하여 건강한 삶을 유지하는 것이다. 따라서, LOH 치료는 환자 스스로 교정할 수 있는 생활 습관의 변화, 환경개선 및 만성질환 예방과 관리와 함께 생화학적 근거에 의거 의료진이 시행하는 남성호르몬 보충요법(testosterone replacement therapy; 이하 TRT)이다.

1. 남성호르몬 보충요법(TRT)의 적응증 및 금기증

TRT는 저하된 남성호르몬치를 생리학적 범위 수준으로 회복시키는 것으로, 삶의 질, 건강하다는 느낌, 성기능 및 근골격계 등의 개선이 목적이다.

표 3. TRT 적응증

1) 진단 기준에 적합한 대상(저테스토스테론혈증 및 특징적 임상증상)으로 한다.
2) 혈청 총테스토스테론 12nmol/L (346ng/dl), 혹은 유리형 테스토스테론 250pmol/L (72pg/ml) 이상에서는 테스토스테론 보충요법이 필요하지 않다.
3) 총테스토스테론 8noml/L (231mg/dl), 혹은 유리형 테스토스테론 180pmil/L (52pg/ml) 이하에서는 보충요법이 필요하다. 또한 테스토스테론 결핍에 따른 증상은 총테스토스테론 8-12nmol/L에서 나타나므로, 이들 증상에 대한 다른 원인들이 배제된 환자들에서 보충요법의 치료적 시도가 고려될 수 있다.

표 4. TRT 금기증

1) 전립선암 또는 유방암
2) 적혈구증가증(hematocrit > 50%), 치료되지 않은 수면무호흡증, 중증의 하부요로증상을 보이는 전립선 비대증, 중증의 심부전
3) PSA > 4 ng/ml, 남성 불임(2014 EAU 가이드라인)

TRT의 적응증과 금기증은 표 3과 표 4와 같다.

2. 남성호르몬 보충요법의 효과

TRT는 체구성, 대사/정신적/성적 지표들에서 이득을 제공하는데, 최근까지의 무작위 대조군 연구들은 테스토스테론의 생리학적 수준으로의 회복은 근육양/근력 및 골밀도의 개선, 체지방 감소 및 지방제외체중의 증가와 같은 긍정적 효과를 보여주고 있다. 대사와 관련된 지표로는 TRT는 당 및 지질대사의 조절, 인슐린저항성, 내장 비만을 갖는 LOH 환자에서 당내성과 지질농도의 개선으로 심혈관계 위험도를 낮추는 긍정적 효과를 보이고 있다. 다기관 전향적 연구를 통해 문두건교수 등은 TRT 치료 6주 후 국제발기능지표

(IIEF) 중 성적 욕구, 성관계 만족 및 전반적 만족도의 증가를 보고하였고, 정맥차단성 발기부전을 보이는 LOH 환자에 대한 타 연구에서도 TRT 3개월에 성관련 만족도 지표의 개선이 보고된 바 있다. 또한 TRT 후 우울감의 개선이 보고되고 있지만, 인지능력과 관련된 이득은 낮은 수준으로 나타났다.

TRT를 시작한 후 증상별로 최대 효과를 얻는 시기는 다음과 같은 것으로 보고되었다. 성기능과 관련된 지표는, 조조발기/성적 상상 및 환상/성욕은 투여 6개월에(LE 2a, GR A), 성적 활동 및 성생활의 만족도는 12개월에, 주당 정상적 발기 빈도의 최대 증가는 30개월이었다(LE 3, GR B). 신체 기능관련 지표에서는 근육량 및 근력/지방제외체중/운동능은 12개월에, 체지방 및 허리둘에의 감소는 24개월에, 허리-엉덩이 둘레비는 27개월에, 그리고 골밀도는 36개월에 최대의 개선을 보이는 것으로 나타났다 (LE 1b, GR A).

3. TRT에서 사용 가능한 제제

복용 방법이나 약리학적 특성에 따라 다양한 제제가 출시되었으며, 선택은 환자와 의사의 합의에 의해 선택된다. 초기에는 약물의 단기 지속형 약물이 선호되는데, 이는 장기 지속형 약물에 비해 약물 부작용 발생시 치료를 바로 중단할 수 있기 때문이다. 이런 이유로, 중등증 이상의 하부요로증상, 전립선암의 위험도, 헤마토크릿이 증가되었거나 상승의 위험도를 갖는 남성이나 고령의 남성에서는 단기 지속형 약물로 시작한다.

TRT는 안전하고 효과적이며, 약물은 경구용, 근주용 및 경피용(겔, 패치)제제가 이용되고 있다.

약물 용량의 변경은 경구용 제제의 경우 복용 후 4시간의 혈중농도에 따라 1회 1~4정으로 증감하고, 경피용 제제는 투약 후 2주의 혈중농도에 따라 겔제제에서는 2~4g으로 패치형에서는 1.2~2.4mg으로 용량을 증감하며,

표 5. **남성호르몬 제제의 특성**

활성성분	복용방\법	반감기	작용시간	장점	단점
Testosterone undecanoate	경구(2-6정) q 6h	1.6h	3-4h	림프계를 통해 흡수 간독성 감소	혈중농도가 일정치 않고, 개인에 따라 또는 지방섭취에 따라 다양
Testosterone cypionate	근주 q 2-3wk	0.8h	2.4d	단기 지속형 부작용시 신속중지	혈중농도 변동이 심함
Testosterone enanthate	근주 q 2-3 wk	4.5d	12d	단기 지속형 부작용시 신속중지	혈중농도 변동이 심함
Testosterone undecanoate	근주 q 10-14wk	55d	84d	장기 지속형 혈중농도 변동 적음	부작용시 신속한 중지 불가능
Transdermal testosterone	겔, 패치 q 1d	1d	1d	단기 지속형 혈중농도 변동 적음	피부 자극 증상 타인에 전달 가능
Sublingual testosterone	설하 q 1d	1d	1d	신속한 흡수 및 생리적 농도 도달	국소 자극 증상
Buccal testosterone	구강정 2정/d	-	-	신속한 흡수 및 생리적 농도 도달	구강 내 흡수 부위의 자극 증상 및 통증
Subdermal depots	피하 q 5-7mo	70.8d	180d	장기 지속형 일정한 혈중농도	이식부위의 감염 및 분출

testosterone enanthate 또는 cypionate는 근주 후 1주의 혈중농도가 350~750 ng/dL의 생리적 범위에 맞게 용량을 조절한다. testosterone undecanoate는 근주 후 30주 이전에 (6주 및 18주 주기) 혈중농도를 측정하여 혈중 테스토스테론치가 10~15 nmol/L이면 12주, 10 미만이면 10주, 15 이상이면 14주 간격으로 근주하며, 용량은 750~1000mg으로 용량을 조절할 수 있다.

4. TRT 부작용

1) 전립선

전립선암의 성장은 일반적으로 남성호르몬에 영향을 받는다. 전립선암은 거세된 경우 발생하지 않는 것으로 알려져 있다. 하지만 성선기능저하증 남성에서 전립선암의 발생빈도는 낮지만, 발생할 경우 높은 악성도의 진행된 병기로 나타난다. 최근까지의 RCT를 포함한 연구에서는 TRT가 전립선암의 위험도를 증가시키지 않았고, 메타분석에서는 중년이상의 남성에서 전립선암의 빈도가 높았지만 통계적으로 의미는 없었다.

전립선암은 TRT 의 절대적금기증이다. 최근 전립선암이지만 안정적으로 유지되는 후기 발현 성선기능저하증에서 TRT의 사용에 관한 논란이 있지만 광범위하고 무작위 대조군 연구가 없는 실정으로 장기간의 안정성은 분명치 않다. 현재까지 일부 그룹에서 전립선암을 치료한 후 재발의 증거가 없는 LOH환자에서 'off-label' 로 TRT를 적용하고 있는데, 반드시 수술이나 방사선 치료법으로 치료한 후 1년이내이거나 PSA의 재발이 있는 경우 피해야 하며 수술 전 Gleason 〈 8, pT1-2, 그리고 PSA 〈 10ng/mL의 저위험군으로 제한하여야 한다.

TRT가 전립선 비대증/하부료로증상에 미치는 영향에 대한 22개의 연구(총 583명, 45~89세)에서는 16개의 임상연구에서 PSA의 증가가 관찰되지 않았고, 6개의 연구에서만 평균 0.48ng/mL의 PSA증가와 평균 0.52ng/mL/year의 PSA속도가 관찰되었다. 7개의 임상연구에서 전립선 크기, 최고요속, 전립선 증상점수 등을 측정했는데, 그 중 어느 연구도 이측정변수의 차이를 관찰하지 못했다. 이 결과는 노년층에서 3년 이내의 단기간 테스토스테론보충요법이 전립선에 미치는 유해한 효과가 거의 없음을 시사한다. 하지만 테스토스테론의 전립선암 및 전립선 비대증 발생 및 진행에 미치는 병태생리에 대한 정보가 아직 충분치 않고, 대규모 장기간의 임상연구도 아직 이루어지지 않았다는 점을 고려해야 한다.

2) 심혈관계 질환

TRT의 심혈관계 위험에 대해 결론을 내리기는 부족하지만, 현재까지의 임상연구에서는 심혈관 질환의 새로운 유발과는 관계가 없었다. 하지만, 기존의 심혈관 질환이 있는 남성에서는, 특히 TRT의 부작용인 헤마토크릿치의 증가로 인해 주의를 기울여야 한다. 주기적인 혈색소와 헤마토크릿의 측정이 필요하다. 적혈구증가증이나 심각한 심부전(NYHA classes III-IV) 환자는 심혈관계의 퇴행의 큰 위험요소이므로 심부전이 해소될 때까지 TRT를 중지해야 한다. 또한 이런 심혈관계 부작용은 여러 기저질환이나 활동이 제한된 환자에서 빈번하게 발생하므로 주의가 필요하다.

3) 수면중 무호흡증

TRT와 폐쇄성 수면중 무호흡증 사이의 일관된 관련성은 없다. 또한 TRT가 수면중 무호흡증의 새로운 발생이나 악화를 초래한다는 증거도 없다. 하지만, 일부의 연구에서 호흡기능장애가 보고된 적이 있어 가족력이나 기왕력이 있거나 비만한 환자에서는 유의할 필요가 있다.

4) 지질대사

다양한 연구에서 TRT후 남성호르몬치가 생리적 범위에서 조절될 때에는 지질분포에 부정적 영향을 미친다는 증거는 적다. 하지만 SMSNA 권고에서는 TRT 전에 공복 시 지질검사를 권하며 치료 시작후 3~6개월 후에도 확인할 것을 이래적으로 권하고 있다.

그 외에도 체액잔류(부종), 간독성, 여성형유방, 정액의 질 저하 등이 드물지만 보고된 적이 있으므로 위험인자가 있는 남성에서 고려해야 한다.

5. 추적관찰

TRT를 받는 남성에서는 주기적인 추적관찰을 통해 부작용과 증상 개선을 파악해야 한다. TRT의 주 목적은 남성호르몬 저하로 인한 증상의 임상적 개선이다.

1) 주관적 증상

성적 흥미는 TRT후 3주에 나타나며 6주경에 안정기에 도달한다. 발기능과 사정능의 개선은 최소 6개월의 기간이 필요하다. 삶의 질이나 우울감과 같은 정신적 부분의 개선은 보통 1개월에 나타나지만 최대 효과를 위해서는 장기간의 투여가 필요하다. TRT 반응평가는 3, 6, 12개월, 그리고 이후 1년마다 평가한다(LE 4, GR C).

2) 골밀도

골밀도 (bone mineral density, BMD)는 TRT 시행 전 비정상인 남성에서만 추적이 필요하다. 요추 BMD의 증가는 TRT 후 6개월에 관찰되며, 6개월과 12개월, 이후 1년마다 시행한다(LE 4, GR C).

3) 헤마토크릿

헤마토크릿의 상승은 TRT의 가장 흔한 부작용으로 임상적 중요성은 아직 불명확하지만 혈류의 과점도 및 혈전과 관련성이 있다. 따라서, 적혈구증가증에 대해서 TRT후 첫 3, 6, 12개월, 그리고 이후 1년마다 추적검사가 필요하다 (LE 4, GR C).

4) 전립선 안정성

TRT는 PSA와 전립선용적의 제한적 증가를 유도하며, 12개월에 정체된다. 전립선암의 새로운 유발의 증거는 거의 없지만, 안전을 위해 PSA 와 DRE를 TRT후 첫 1년동안 3개월, 6개월, 그리고 12개월(필요시 9개월에도)에 시행하며, 이후에는 1년마다 시행한다(LE 4, GR C). 경직장 초음파 하 조직검사는 이들 검사에서 비정상일 때 시행한다.

5) 심혈관계

TRT는 새로운 심혈관계 이상의 발생과는 관련이 없는 것으로 나타나고 있어 특이 추적검사는 필요하지 않다(LE 1b, GR A). 하지만 한 연구에서 만성질환의 유병률이 높은 고령에서 TRT 후 심혈관계 부작용이 보고되어 개인화된 추적 검사가 요구되기도 한다(LE 3, GR C).

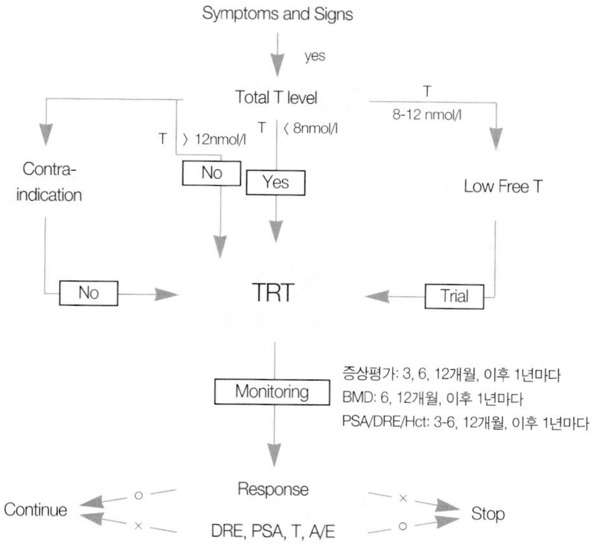

그림 2. 남성호르몬 보충요법의 흐름도

■ 참고문헌

1. 김문종, 이유미, 서주태, 양대열, 문두건, 박남철 et al. 후기발현 남성성선기능저하증에 대한 2006 대한남성갱년기학회 호르몬치료 권고안. 대한남성갱년기학회지. 2006;3:1-3.
2. 김수웅, 오승준, 백재승, 김세철. Androgen Deficiency in Aginging Male (ADAM) 설문지의 한국어 번역본 개발. 대한비뇨기학회지. 2004;45:674-9.
3. 대한남성과학회. 남성건강학. 제2판. 서울: 군자출판사, 2013; 253-7.
4. 대한남성과학회. 남성과학. 제2판. 서울: 군자출판사, 2010; 40-77.

5. Araujo AB, O'Donnell AB, Brambilla DJ, Simpson WB, Longcope C, Matsumoto AM, et al. Prevalence and incidence of androgen deficiency in middle-aged and older men: estimates from the Massachusetts Male Aging Study. The Journal of clinical endocrinology and metabolism. 2004 Dec;89(12):5920-6.
6. Bassil N, Alkaade S, Morley JE. The benefits and risks of testosterone replacement therapy: a review. Ther Clin Risk Manag 2009 Jun;5(3):427-48.
7. Bhasin S, Woodhouse L, Casaburi R, et al. Testosterone dose-response relationships in healthy young men. Am J Physiol Endocrinol Metab 2001 Dec;281(6):E1172-81.
8. Black AM, Day AG, Morales A. The reliability of clinical and biochemical assessment in symptomatic late-onset hypogonadism: can a case be made for a 3-month therapeutic trial? BJU international. 2004 Nov;94(7):1066-70.
9. Caminiti G, Volterrani M, Iellano F, et al. Effect of long-acting testosterone treatment on functional exercise capacity, skeletal muscle performance, insulin resistance and baroflex sensitivity in elderly patients with chronic heart failure: a double-blind, placebo-controlled, randomized study. J Am CollCardiol 2009 Sep;54(10):919-27.
10. Cooper CS, Perry PJ, Sparks AE, et al. Effect of exogenous testosterone on prostate volume, serum and semen prostate specific antigen levels in healthy young men. J Urol 1998 Feb;159(2):441-3.
11. Diver MJ. Laboratory measurement of testosterone. Frontiers of hormone research. 2009;37:21-31.
12. Haddad RM, Kennedy CC, Caples SM, et al. Testosterone and cardiovascular risk in men: a systematic review and meta-analysis of randomized placebo-controlled trials. Mayo Clin Proc 2007 Jan;82(1):29-39.
13. Hanafy HM. Testosterone therapy and obstructive sleep apnea: is there a real connection? J Sex Med 2007 Sep;4(5):1241-6.
14. Isidori AM, Giannetta E, Greco EA, et al. Effects of testosterone on body composition, body metabolism and serum lipid profile in middle-aged men: a meta-analysis. Clin Endocrinol (Oxf) 2005 Sep;63(3):280-93.
15. Kelleher S, Conway AJ, Handelsman DJ. Blood testosterone threshold for

androgen deficiency symptoms. The Journal of clinical endocrinology and metabolism. 2004 Aug;89(8):3813-7.

16. Kim JW, Moon du G. Diagnosis and treatment of sexual dysfunctions in late-onset hypogonadism. Korean journal of urology. 2011 Nov;52(11):725-35.
17. Lunenfeld B, Saad F, Hoesl CE. ISA, ISSAM and EAU recommendations for the investigation, treatment and monitoring of late-onset hypogonadism in males: scientific background and rationale. The aging male : the official journal of the International Society for the Study of the Aging Male. 2005 Jun;8(2):59-74.
18. McMullin MF, Bareford D, Campbell P; General Haematology Task Force of the British Committee for Standards in Haematology. Guidelines for the diagnosis, investigation and management of polycythaemia/erythrocytosis. Br J Haematol 2005 Jul;130(2):174-95.
19. Moon DG, Kim JW, Kim JJ, Park KS, Park JK, Park NC, et al. Prevalence of symptoms and associated comorbidities of testosterone deficiency syndrome in the Korean general population. J Sex Med 2014; 11: 583-94.
20. Morales A, Schulman CC, Tostain JCW, Wu F. Testosterone Deficiency Syndrome (TDS) needs to be named appropriately-the importance of accurate terminology. Eur Urol 2006; 50: 407-9.
21. Morales A. Androgen Deficiency in the Aging Male. In: Wein AJ, Kavoussi LR, Novick AC, Partin AW, Peters CA, Campbell-Walsh Urology 10th ed, Philadelphia: Saunders, 2011; 810-22
22. Morgentaler A, Morales A. Should hypogonadal men with prostate cancer receive testosterone? J Urol 2010 Oct;184(4):1257-60.
23. Palacios A, Campfield LA, McClure RD, et al. Effect of testosterone enanthate on hematopoiesis in normal men. Fertil Steril1983 Jul;40(1):100-4.
24. Saad F, Aversa A, Isidori AM, et al. Onset of effects of testosterone treatment and time span until maximum effects are achieved. Eur J Endocr 2011 Nov;165(5):675-85.
25. Saad F, Aversa A, Isidori AM, Zafalon L, Zitzmann M, Gooren L. Onset of effects of testosterone treatment and time span until maximum effects are achieved.Eur J Endocrinol. 2011 Nov;165(5):675-85

26. Severi G, Morris HA, MacInnis RJ, et al. Circulating steroid hormones and the risk of prostate cancer. Cancer Epidemiol Biomarkers Prev 2006 Jan;15(1):86-91.
27. Shabsigh R, Crawford ED, Nehra A, et al. Testosterone therapy in hypogonadal men and potential prostate cancer risk: a systematic review. Int J Impot Res 2009 Jan-Feb;21(1):9-23.
28. Stattin P, Lumme S, Tenkanen L, et al. High levels of circulating testosterone are not associated with increased prostate cancer risk; a pooled prospective study. Int J Cancer 2004 Jan;108(3):418-24.
29. Storer TW, Woodhouse L, Magliano L, et al. Changes in muscle mass, muscle strength and power but not physical function are related to testosterone dose in healthy older men. J Am Geriatr Soc 2008 Nov;56(11):1991-9.
30. Tajar A, Huhtaniemi IT, O'Neill TW, Finn JD, Pye SR, Lee DM, et al. Characteristics of androgen deficiency in late-onset hypogonadism: results from the European Male Aging Study (EMAS). The Journal of clinical endocrinology and metabolism. 2012 May;97(5):1508-16.
31. Tracz MJ, Sideras K, Bolona ER, et al. Testosterone use in men and its effects on bone health. A systematic review and meta-analysis of randomized placebo-controlled trials. J Clin Endocrinol Metab 2006 Jun;91(6):2011-6.
32. Wang C, Catlin DH, Demers LM, Starcevic B, Swerdloff RS. Measurement of total serum testosterone in adult men: comparison of current laboratory methods versus liquid chromatography-tandem mass spectrometry. The Journal of clinical endocrinology and metabolism. 2004 Feb;89(2):534-43.
33. Werner AA. The male climacteric. Report of two hundred and seventy-three cases. JAMA 1939; 112: 1441-3.
34. Wu FC, Tajar A, Beynon JM, Pye SR, Silman AJ, Finn JD, et al. Identification of late-onset hypogonadism in middle-aged and elderly men. The New England journal of medicine. 2010 Jul 8;363(2):123-35.

급성 및 만성 세균성 전립선염

Acute and chronic bacterial prostatitis

CHAPTER 06

이동수 (고려에이스비뇨기과)

민권식 (인제의대)

오병석 (광주보훈병원)

송윤섭 (순천향의대)

급성 및 만성 세균성 전립선염

Acute and chronic bacterial prostatitis

서론

전립선염 관련 증상은 임상상황에서 가장 흔히 접하게 되는 증상이다. 1995년 National Institute of Diabetes and Digestive and Kidney Diseases (NIDDK)/ National Institutes of Health (NIH)분류에 따르면 임상적 증상, expressed prostatic secretion (EPS)에서 세균의 유무 및 백혈구의 유무로 분류하여 4단계로 나누었다. 그 중 세균성 전립선염은 category I과 II인데 category I은 단기간 증상이 지속된 경우로서 급성 세균성 전립선염으로 분류하였으며 전립선염의 형태 중 가장 드문 형태로서 전립선염 환자의 약 0.02%의 빈도를 보이지만 임상적으로 패혈증 및 사망에까지 이를 수 있어 비뇨기과적 응급질환으로 분류된다. category II는 증상이 3개월 이상 지속되는 형태로서 만성세균성전립선염에 해당되며 전체 전립선염의 5~10%를 차지하는

데 요로감염의 재발에 기여하는 것으로 알려져 있다.

급성전립선염은 혈행성으로 전립선에 침범하여 발생할 수도 있지만 최근에는 전립선 생검으로 인한 의인성 감염이 증가하여 급성전립선염이 증가추세에 있어서 생검인성 급성전립선염 발생을 2.65배 키는 것으로 알려져 있다. 특히 급성전립선염의 원인균은 약 2/3가 E. coli인데 최근에는 fluoroquinolone-resistence E. coli 가 증가추세에 있어 생검 전 항생제 전처치를 하는 데도 불구하고 전립선 생검 후 급성전립선염의 발생이 증가하고 있다. 캐나다의 자료에 따르면 1996년에는 전립선생검 후 30일 이상 입원율이 1.0% 에서 10년 후인 2006년에는 4.1%까지 증가하는 결과를 보였다. 따라서 분변에 fluoroquinolone-resistence E. coli 가 동정되거나 생검 6개월 이내에 fluoroquinolone 항생제를 복용한 경우는 생검 후 감염성합병증이 발생할 위험 요인으로 인정되고 있다.

진단

1. 급성세균성전립선염의 진단

1) 원인 및 원인균

급성 세균성전립선염은 전립선의 세균감염에 의해 발생하지만 원인은 명확하지 않다. 요도에서 상행성 감염이 가장 흔한 원인으로 생각되며 특히 도뇨관 삽입이나 방광경검사, 전립선조직검사 등 요로계의 시술이나 처치 후에 발생 할 수 있다. 원인균으로는 대장균(*Escherichia coli*)이 60~80% 정도로 가장 흔하고 녹농균(Pseudomonas), Proteus, Klebsiella, Serratia, Enterococci가 드물게 발견된다.

2) 병력과 임상증상

급성전립선염은 갑작스런 고열과 오한, 구토, 근육통, 관절통 등의 전신증상과 함께 하부 요통, 회음부 통증, 빈뇨, 요절박, 야간뇨, 배뇨통 및 배뇨곤란의 증상이 나타나며 급성요폐까지 발생 할 수 있다. 심한 경우 저혈압을 동반한 패혈증으로 악화될 수 있으며 약 5%의 환자에서 만성전립선염으로 진행한다.

3) 신체검사

급성전립선염에서 경직장수지검사상 전립선은 부어있고 화끈거리는 경우가 많다.

전립선마사지검사는 통증이 심하며 세균혈증을 유발하여 질환을 악화시킬 가능성 때문에 시행하지 않는다.

4) 진단

임상적으로 급성세균성전립선염의 진단은 특징적인 임상증상과 함께 미생물학적으로 중간뇨 배양에서 세균성전립선염의 병원균을 발견하는 것이다. 소변검사에서 대부분 농뇨가 나타나지만 일반적인 소변배양검사상 약40% 정도만 균이 발견되므로 임상증상을 참고하여 진단한다. 고열과 오한 등의 전신증상이 나타나면 혈액배양검사가 필요하다. 전립선특이항원(PSA)은 증가할수 있으며 약 50% 정도의 환자에서 항균제 치료 4주 후 정상화된다. 전립선염의 정도와 PSA 수치는 비례하지는 않기 때문에 질병의 지표로 사용할 수는 없다. 경직장전립선초음파는 통상적인 치료에 반응을 보이지 않는 경우 시행 할 수 있으며 전립선내 농양이나 이상소견을 진단하는데 도움을 줄 수 있다

2. 만성세균성전립선염의 진단

1) 원인 및 원인균

전립선이 감염되어 증상이 3개월이상 지속되면 만성세균성전립선염으로 정의한다. 남성에서 발생하는 재발성 요로감염의 가장 흔한 원인이다. 만성 전립선염 증상을 보이는 환자의 5%~10% 정도에서만 3배분뇨법에 의해 세균성전립선염으로 진단되고 나머지 대부분은 비세균성 전립선염이나 만성골반통증증후군으로 판명된다.

원인균은 급성세균성전립선염과 비슷하나 더 많은 종류가 발견된다. 대장균이 가장 흔하고 드물게는 황색포도상구균(Staphylococci), Enterococcus faecalis와 같은 그람양성균이 원인이 되거나 드물게는 복합감염으로 나타날 수 있다.

2) 병력과 임상증상

회음부 통증, 성기끝 통증, 고환이나 음낭통증, 하복부 통증, 배뇨통, 사정통 등을 호소하며 회음부 및 골반통증이 가장흔하다. 만성골반통증증후군과 증상으로는 구분이 되지 않으며 3개월 이상 통증이나 불쾌감, 하부요로증상이 다양하게 나타난다. 통상적으로 항균제 치료를 시작한 후에도 증상의 호전과 악화가 반복되는 경우가 많으며 대부분 직장수지검사에 특이소견은 없고 발열 등의 전신증상도 나타나지 않는다. 전립선염의 다양한 증상들을 정량화 하여 통증이나 불쾌감, 배뇨증상, 삶의 질에 미치는 영향 등 3분야로 나누어 9가지 문항으로 이루어진 미국국립보건원 만성전립선염증상점수표(표 1)를 제시하였다. 점수가 많을수록 증상이 심한 것을 의미하는데 질병 초기 증상과 향후 치료 반응을 평가하는데 유용하게 사용할 수 있다.

표 1. 미국국립보건원 만성전립선염 증상 점수표(NIH-CPSI)

통증 혹은 불쾌감

1. 지난 일주일 동안에 다음의 부위에서 통증이나 불쾌감을 경험한 적이 있습니까?	예	아니오
가. 고환과 항문사이 (회음부)	□ 1	□ 0
나. 고환	□ 1	□ 0
다. 성기의 끝 (소변보는 것과 관계없이)	□ 1	□ 0
라. 허리 이하의 치골 (불두덩이) 혹은 방광 부위 (아랫배)	□ 1	□ 0

2. 지난 일주일 동안에 다음의 증상이 있었습니까?	예	아니오
가. 소변을 볼 때 통증이나 뜨끔뜨끔한 느낌	□ 1	□ 0
나. 성관계시 절정감을 느낄 때 (사정시), 또는 그 이후에 통증이나 불쾌한 느낌	□ 1	□ 0

3. 위의 부위에서 통증이나 불쾌감을 느낀 적이 있다면 지난 일주일 동안에 얼마나 자주 느꼈습니까?

□ 0 전혀 없음 □ 1 드물게
□ 2 가끔 □ 3 자주
□ 4 아주 자주 □ 5 항상

4. 지난 일주일 동안에 느꼈던 통증이나 불쾌감의 정도를 숫자로 바꾼다면 평균적으로 어디에 해당됩니까?

0	1	2	3	4	5	6	7	8	9	10
□	□	□	□	□	□	□	□	□	□	□

↑ 전혀 없음 (0) ↑ 상상할 수 있는 가장 심한 통증 (10)

배뇨

5. 지난 일주일 동안에 소변을 본 후에도 소변이 방광에 남아있는 것 같이 느끼는 경우가 얼마나 자주 있었습니까?

□ 0 전혀 없음 □ 1 5번 중에 한번 이하
□ 2 반 이하 □ 3 반 정도
□ 4 반 이상 □ 5 거의 항상

6. 지난 일주일 동안에 소변을 본 뒤 2시간이 채 지나기도 전에 또 소변을 본 경우가 얼마나 자주 있었습니까?

□ 0 전혀 없음	□ 1 5번 중에 한번 이하
□ 2 반 이하	□ 3 반 정도
□ 4 반 이상	□ 5 거의 항상

<u>증상들로 인한 영향</u>

7. 지난 일주일 동안에 상기 증상으로 인해 일상생활에 지장을 받은 적이 어느 정도 됩니까?

□ 0 없음	□ 1 단지 조금
□ 2 어느 정도	□ 3 아주 많이

8. 지난 일주일 동안에 얼마나 자주 상기증상으로 고민하였습니까?

□ 0 없음	□ 1 단지 조금
□ 2 어느 정도	□ 3 아주 많이

<u>삶의 질</u>

9. 만약 지난 일주일 동안의 증상이 남은 평생 지속된다면 이것을 어떻게 생각하십니까?

□ 0 매우 기쁘다	□ 1 기쁘다
□ 2 대체로 만족스럽다	□ 3 반반이다 (만족, 불만족)
□ 4 대체로 불만족스럽다	□ 5 불행하다
□ 6 끔찍하다	

만성전립선염 증상 점수

통증 : 1가, 1나, 1다, 1라, 2가, 2나, 3, 4 문의 합계 = ________

배뇨증상 : 5, 6 문의 합계 = ________

삶의 질에 대한 영향 : 7, 8, 9 문의 합계 = ________

3) 하부요로감염 부위 감별진단: 3배분뇨법(그림 1)

만성세균성 전립선염은 대개 동일한 균에 의해 재발성 요로감염의 과거력이 있으면서 다른 해부학적 원인 없이 만성전립선염 증상을 보이는 경우 진

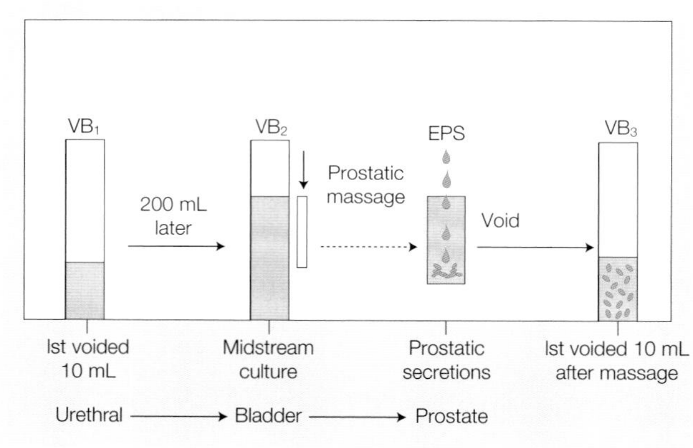

그림 1. 3배분뇨법

단 할 수 있다. 전립선마사지 이후 배출된 소변이나 전립선분비액을 3배분뇨법 혹은 2배분뇨법으로 검사하거나 정액검사에서 백혈구 증가나 세균 동정으로 진단한다.

(1) 전립선액검사(expressed prostatic secretion, EPS)

전립선마사지 시행 후 나온 전립선액을 현미경 고배율로 관찰하여 백혈구 증가를 보이면 염증성전립선염으로 진단한다. 백혈구의 정상수치는 학자마다 2~20개까지 다양하게 정의하고 있으나 대개 5~10개 이상인 경우 전립선염으로 진단한다. 다만 전립선액 도말검사 상 정상수치인 경우라도 전립선염인 경우가 있으며 도말검사 시 백혈구가 편측으로 몰리면 위음성으로 진단되기도 한다. 또한 요도염이 치료되기 전에 전립선액 검사를 실시하면 전립선염으로 오진될 수 있다.

(2) 3배분뇨법(그림 1)

만성전립선염이 의심되는 환자에서 3배분뇨법은 요도와 방광, 전립선의 감염을 구분하는데 중요한 역할을 한다. 백혈구와 세균의 검출유무로 결과를 해석하는데 만약 VB3나 EPS 에서 VB1이나 VB2에 비해 10배 이상 세균이 검출되는 경우 만성세균성전립선염으로 진단 할 수 있다. VB1에 이상이 있는 경우 요도염이나 시료의 오염을, VB1,VB2,VB3 전부에 이상이 있으면 방광염을 의심하며 요로감염을 치료한 후 다시 검사하여 세균성 방광염과 세균성 방광염 및 세균성전립선염의 병발을 감별진단 할 수 있다. 3배분뇨법이 가장 정확한 진단 방법으로 생각되고 있으나 비용과 시간문제 때문에 임상에서 사용하기 어려운 한계가 있다.

(3) 2배분뇨법

최근에는 전립선마사지 전후의 소변검사와 배양검사를 실시하는 2배분뇨법이 시행되고있다. 3배분뇨법에 비해 방법이 더 간단하고 동일한 환자에서 3배분뇨법의 결과와 매우 높은 일치율을 보여 전립선염의 진단에 많이 사용된다.

4) 요속검사 및 잔뇨검사

요속검사 및 잔뇨검사는 전립선염 진단에 있어서 필수적인 검사는 아니지만 배뇨장애를 호소하는 환자에서 감별을 위해 필요한 검사이다.

5) 경직장초음파검사

전립선 질환의 진단을 위한 이상적인 검사중의 하나이지만 전립선염 진단에는 필수적인 검사는 아니다. 전립선 비대증이나 전립선농양, 전립선낭종,

정낭의 병변 등을 확인 할 수 있다.

6) 방광요도경검사

필수검사는 아니며 대개 보편적인 치료에 반응하지 않거나 혈뇨나 세균뇨, 방광암이나 결석, 요도협착 등이 의심되는 경우 시행 할 수 있다.

전립선염의 치료

1. 비침습적 치료법

chronic prostatitis collaborative research network (CPCRN)에서는 전립선 조직을 회복하는 방법으로 항생제와 알파차단제, 소염제를 일차치료 약물로 권고하고 있다.

1) 항생제

세균성 전립선염은 항생제 치료가 우선이다. 전립선은 생식기관이므로 plasma-prostate barrier가 있어서 전립선 상피세포의 지방세포막을 통과하기 위해서는 지방에 잘 녹아야 하고, 분자량이 작아야 하며, 혈장 단백질에 결합력이 낮아야 할 뿐만 아니라 혈장 pH에서 이온화율이 작아야 하는 등의 조건을 만족하는 항생제가 좋다. quinolone계 약물은 전립선 조직 내로의 침투력이 매우 우수하여 혈장 농도보다 전립선 조직 내의 항생제의 농도가 높아 전립선염에서 우선적으로 사용하는 약물이다. 최근에 발매되고 있는 4세대 항생제는 그람 양성균에 대한 작용은 강해졌으나 그람 음성균에 대한 항균력은

2세대인 ciprofloxacin에 비하여 비슷하거나 약하다는 단점이 있다. 퀴놀론계 항생제의 부작용은 오심, 구토, 설사 등의 소화기계 부작용과 두통, 현훈, 수면장애 등의 중추신경계 부작용과 발진, 소양감, 광과민성 피부질환 등의 피부 부작용, sparfloxacin에서와 같이 심전도에서 QT 간격을 연장시키는 심혈관계 부작용, 드물게 나타나는 관절통과 같은 근골격계 부작용 등이 있다. 소아, 청소년, 임신 중이거나 수유 중인 여성에서 금기하는 이유는 근골격계 부작용 때문이다. 주요 부작용의 발현빈도를 살펴보면 소화기계 부작용은 fleroxacin〉sparfloxacin〉 ciprofloxacin,levofloxacin 순이며, 중추신경계 부작용은 fleroxacin〉 sparfloxacin〉 ciprofloxacin 〉 levofloxacin 순이며, 피부 부작용은 fleroxacin, lomefloxacin〉sparfloxacin〉 ciprofloxacin 〉 levofloxacin 순으로 나타난다. Levofloxacin이 신장 배설률이 84%로 높고, 부작용의 빈도가 가장 낮으므로 우선 사용하기가 용이하다.

(1) 급성세균성전립선염의 항생제 치료

급성전립선염은 소변과 혈액의 배양검체를 얻은 후 즉시 경험적인 항생제 치료를 시도하여야 한다. 치료항생제로는 광범위한 항균력을 가진 페니실린 유도체나 3세대 세파계를 aminoglycosides를 병용하여 사용할 수 있고, 퀴놀론계를 사용할 수도 있다. 외래에서의 통원치료가 가능할 정도로 호전된 상태에서는 초기의 급격한 시기에서와 달리 만성 전립선염에서와 유사하게 전립선내로의 침투력이 상대적으로 중요해질 수 있으므로 퀴놀론계의 선택은 적절하다. 항생제의 투여기간은 만성전립선염으로의 이행을 막기 위해 충분한 기간 동안 이루어져야 하는데 CPCRN 지침에서는 2~3주 투여를 권장하였고 통상 1달 정도는 투여한다.

(2) 만성세균성전립선염의 항생제 치료

만성세균성전립선염에서의 퀴놀론계 항생제의 치료효과는 단기 추적 시에 80~90%로 보고되고 있으나 장기 추적시엔 60% 정도로 보고되고 있다. 장기간의 항생제 요법에서 실패하고 요도염이 자주 재발하거나 항생제를 중단하면 전립선염 증상이 심해지는 환자는 저용량의 항생제를 지속적으로 투여한다. 이런 억제 요법은 근본적으로 전립선염을 완치시키지 못하므로 재발되는 요도염을 예방하고자 하는 것이다. 박트림(매일 1회), nitrofurantoin, tetracycline, ciprofloxacin(매일 250 mg) 등이 사용된다.

퀴놀론계 약물에 알레르기가 있거나 소화기 계통의 질환으로 약을 복용할 수 없거나, 전립선 수술을 할 수 없는 경우에 전립선내 항생제 주입법이 선택적으로 적응할 수 있다. 항생제의 소염효과 등을 고려하면 직접 주입법에 대하여 최근 연구가 많이 시도되고 있으므로 나름대로 유용할 것으로 생각된다.

2) 알파차단제

방광 경부와 전립선에 위치한 알파 수용체를 차단함으로써 배뇨증상개선과 통증을 완화시켜준다. 항생제를 병용하는 경우에 전립선염의 치료 효과가 우수하다는 보고가 있다.

3) 항염증제, 진통제

Prostaglandin 생성을 억제함으로써 통증을 줄인다. 진통제는 장기간 투여하지 않도록 하며, 마약성 진통제는 피하는 것이 좋다.

4) 근육이완제

골격근 이완제로 diazepam, xanax 등과 baclofen이 골반근의 긴장성 근육통이 있는 환자에 유용하게 사용된다. Botulinum toxin이 acetylcholine의 분비를 억제시켜서 통증이 현저히 경감하고 요속의 증가와 잔뇨의 감소를 보였다는 보고도 있다.

5) 기타 약제

pentosanpolysulfate, Anticholinergics, tricyclic antidepressants(특히 amitriptyline), finasteride, allopurinol, colchicine, cyclosporin A, oxypentifylline, thalidomide 등을 가끔 사용하기도 한다.

6) Phytotherapy

생약제의 작용기전은 확실하지 않으나 면역시스템의 활성화, 항염효과, 진통효과, 진경효과 등의 작용으로 사용되고 있다. 약초나 생약제로 종려나무 열매(saw palmetto), 안젤리카나무 뿌리(Dong Quai), 마늘줄기, 호박씨, 아프리카 상록수 껍질(pygeum) 등이 있으며, 꽃가루추출물 등을 예로 들 수 있다. 부작용이 적은 장점이 있으나 효과가 불분명하다는 단점이 있다.

7) 전기자극치료 및 바이오피드백

바이오피드백치료, 전기자극치료 및 자기장 치료, 저출력 레이저 바이오피드백과 전기자극 치료는 골반근의 긴장을 완화하고 잘 이완하도록 도와주는 것이 목적이다.

8) 규칙적인 성생활, 전립선 마사지, 온좌욕

규칙적인 성생활에 의한 전립선액의 배출이 중요하다. 전립선 마사지는 주 2~3회가 좋으며 병원에 자주 내원하기가 힘든 경우에는 배우자에게 도움을 받는 것도 좋다. 온좌욕은 전립선과 회음부의 근육을 이완시켜 통증을 완화시키고 염증 분비물의 배설을 촉진하며, 혈액순환을 증가시켜 전립선 세포내로의 산소분압이 증가되어 근세포의 회복과 부종을 감소시킨다.

9) 기타 일반적인 치료

회음부의 압통을 느끼는 부위를 중심으로 근육 마사지 치료를 시행하여 통증을 경감시킬 수 있고, 과로와 같은 스트레스를 받는 상황을 피하고, 의자나 운전석에 쿠션을 두거나 회음부에 압력이 가지 않도록 고안된 도넛 모양의 쿠션을 사용하거나 자전거 타기를 하지 않는 등 딱딱한 자리에 오래 앉지 않도록 한다. 자전거 타기를 원하면 넓은 안장이나 2개 붙인 안장(duo-seat)으로 바꾸도록 하며 술, 커피, 자극적인 음식을 피하도록 한다.

2. 침습적인 치료법

1) Thermotherapy, TUNA (Trans-Urethral Needle Ablation)

온열치료나 TUNA의 치료 효과에 대해서는 논란이 있으므로 현재로는 refractory 또는 end-stage symptom을 가지는 환자에서 적용하는 것이 적절하다. 또한 이 시술은 다양한 부작용이 있을 수 있으므로 약물요법으로 치료가 되지 않는 난치성인 중장년 환자에서 시술 하는 것이 권장된다

2) 수술적 요법

경요도절제술로써 전립선염이 주로 생기는 말초대를 절제한다는 것은 매우 힘들고, 역행성 사정 등의 수술 후의 후유증을 고려한다면 권장되지 않는다. 그러나 만성 세균성 전립선염 환자 중에서 전립선결석이 있고 불임이 문제되지 않으며, 사회생활이 불가능할 정도의 통증을 호소하는 환자에서 선택

적으로 고려할 수 있다.

■ 참고문헌

1. Alexander RB, Propert KJ, Schaeffer AJ, Landis JR, Nickel JC, O'Leary MP, etal. Ciprofloxacin or tamsulosin in men with chronic prostatitis/chronic pelvic pain syndrome. Ann Intern Med 2004;141:581-9
2. Baert L, De Ridder D. In loco antibiotics in chronic bacterial prostatitis. In: Weider W, Madsen PO, Schiefer HG, editors. Prostatitis. 1st ed. Berlin: Springer-Verlag, 1994;191-6
3. Barbalias GA, Nikiforidis G, Liatsikos EN. α-blockers for the treatment of chronic prostatitis in combination with antibiotics. J Urol 1998;159:883-7
4. Benway BM, Moon TD. Bacterial prostatitis. UrolClin North Am 2008;35:23-32
5. Berger RE, Krieger JN, Rothman I, Muller CH, Hillier SL. Bacteria in the prostate tissue of men with idiopathic prostatic inflammation. J Urol 1997;157:863-5.
6. Bjerklund Johansen TE, Gruneberg RN, Guibert J, Hofstetter A, Lobel B, Naber KG, et al. The role of antibiotics in the treatment of chronic prostatitis: a consensus statement. Eur Urol 1998;34:457-66
7. Cho IR, Lee KC, Lee SE, Jeon JS, Park SS, Sung LH, et al. Clinical outcome of acute bacterial prostatitis, a multicenter study. Korean J Urol2005;1034-9
8. Chuang YC, Chancellor MB. The application of botulinum toxin in the prostate. J Urol 2006;176(6 Pt 1):2375-82
9. Collins MM, Fowler FJ Jr, Elliott DB, Albertsen PC, Barry MJ. Diagnosis and treating chronic prostatitis: Do urologists use the four-glass test? Urology 2000;55:403-7.
10. Kastner C, Hochreiter W, Huidobro C, Cabezas, Miller P. Cooled transurethral microwave thermotherapy for intractable chronic prostatitis - results of a pilot study after 1 year. Urology 2004;64:1149-54

11. Kim YJ, Ryu JK, Lee HJ. Comparison of the efficacy of transperineal intraprostatic injection and oral administration of fluoroquinolone in men with chronic bacterial prostatitis-seminal vesiculitis. Korean J Urol 2006;47:974-7
12. Krieger JN, Jacobs R, Ross SO. Detecting urethral and prostatic inflammation in patients with chronic prostatitis. Urology 2000;55:186-92.
13. Krieger JN, Nyberg L Jr, Nickel JC. NIH consensus definition and classification of prostatitis. JAMA 1999;282:236-7.
14. Krieger JN, Riley DE. Prostatitis: what is the role of infection. Int J Antimicrob Agents 2002;19:475-9.
15. Litwin MS, McNaughton-Collins M, Fowler FJ Jr, et al. The National Institute of Health chronic prostatitis symptom index: development and validation of new outcome measure. Chronic Prostatitis. Collaborative Research Network. J Urol 1999 Aug;162(2):369-75.
16. Meares EM Jr. Acute and chronic prostatitis: diagnosis and treatment. Infect Dis Clin North Am 1987;1:855.
17. Meares EM, Stamey TA. Bacteriologic localization patterns in bacterial prostatitis and urethritis. Invest Urol 1968 Mar;5(5):492-518.
18. Nickel JC. Inflammatory conditions of the male genitourinary tract: prostatitis and related conditions, orchitis, and epididymis. In: Wein AJ, Kavoussi LR, Novick AC, Partin AW, Peters CA, editors. Campbell's urology. 10th ed. Philadelphia: Saunders; 2012;327-353.
19. Nickel JC. Pre and post massage test (PPMT): a simple screen for prostatitis. Tech Urology 1997;3:38-43.
20. Schaeffer AJ, National Institute of Diabetes and Digestive and Kidney Diseases of the US National Institutes of Health. NIDDK-sponsored chronic prostatitis collaborative research network (CPCRN) 5-year data and treatment guidelines for bacterial prostatitis. Int J Antimicrob Agents. 2004;24(Suppl 1):S49-52
21. Schaeffer AJ, Weidner W, Barbalias GA, et al. Summary consensus statement: diagnosis and management of chronic prostatitis/chronic pelvic pain syndrome. EurUrol 2003;43(Suppl 2):1-4.
22. Schneider H, Ludwig M, Hossain HM, et al. The 2001 Giessen Cohort Study on

표 1. 미국국립보건원 (National Institutes of Health)의 전립선염 분류

Category I.	Acute bacterial prostatitis is an acute infection of prostate.
Category II.	Chronic bacterial prostatitis is a recurrent infection of the prostate.
Category III.	Chronic nonbacterial prostatitis/chronic pelvic pain syndrome (CPPS), whrere there is no demonstrable infection. Subgroups of this class are:
Category IIIa.	Inflammatory chronic pelvic pain syndrome, where white cells are found in the semen, expressed prostatic secretions (EPS) or voided bladder urine-3 (VB-3).
Category IIIb.	Non-inflammatory chronic pelvic pain syndrome, where white cells are NOT found in the semen, EPS, and VB-3.
Category IV.	Asymptomatic inflammatory prostatitis (AIP), where there are no subjective symptoms but white cells are found in prostate secretions or in prostate tissue during an evaluation for other disorders.

(category III)으로 구분하였으며 이를 다시 염증성(category IIIa)과 비염증성(category IIIb)으로 구분하였다. 반면, 유럽에서는 통증 유발 부위에 중점을 두어 만성골반통증후군을 분류하였다(표 2). 하지만, 실제 진료현장에서는 전립선을 포함하여 통증유발부위에 국한하여 구분하기 보다는 증상이나 기능에 초점을 맞추어 구분하고 치료하는 경우가 흔하다. 최근에는 만성골반통에 대한 다학제적 접근을 많이 시도하고 있으며, 만성골반통의 표현형(phenotype)을 바탕으로 한 "UPOINT" 분류법이 대표적이다. 이는 배뇨증상(Urinary), 정신심리증상(Psychosocial), 장기 특이적 증상(Organ specific), 감염(Infection), 신경학적 및 전신증상(Neurologic/Systemic), 압통(Tenderness)의 5가지 표현형을 이용하여 만성골반통증후군을 분류하고 이를 바탕으로 치료하는 것이다. 아직 그 유용성에 대하여 명백한 결론이 나지는 않았지만, 이전의 분류법에 비하여 우수하다고 보여진다(표 3).

표 2. 유럽비뇨기과학회의 만성골반통증후군의 분류

Axis I Region		Axis II System	Axis III End-organ as pain syndrome as indentified from Hx, Ex and Ix
Chronic pelvic pain	Specific disease associated pelvic pain OR Pelvic pain syndrome	Urological	Prostate
			Bladder
			Scrotal Testicular Epididymal
			Penile Urethral
			Postvasectomy
		Gynaecological	Vulvar Vestieular Clitcral
			Endomerios is associated
			CPPS with cyclical exacerbations
			Dysmen orrhoea
		Gastro intestinal	irritable bowel
			Chronic anal
			Intermittent chronic anal
		Peripheral nerves	Pudendal pain syndrome
		Sexological	Dyspareuria
			Pelvic pain with sexual dysfun ation
		Psychological	Any pelvic organ
		Musculo-skeletal	Pelvic floor muscle Abdomiral Imuscle Spinal
			Coccyx

표 3. 만성골반통증후군의 UPOINT 분류 및 접근과 치료

표현형	증상	접근방법	치료
Urinary	NIH CPSI urinary score >4 Obstructive voiding symptoms Bothersome urgency, frequency, and/or nocturia Elevated postvoid residual	Urinary flow, micturition diary, cystoscopy, ultrasound, uroflowmetry	Antimuscarinics Alpha-blockers
Psychosocial	Clinical depression Evidence of maladaptive coping Anxiety/stress	History of negative experiences, important loss, coping mechanism, depression	Counselling Cognitive behavioural therapy Antidepressants Antianxiolytics
Organ specific	Specific prostate tenderness Leukocytosis in prostatic fluid Haematospermia Extensive prostatic calcification	Ask for gynaecological, gastro-intestinal, ano-rectal, sexological complaints Gynaecological examination, rectal examination	Alpha-blockers 5-alpha-Reductase inhibitors Phytotherapy Prostate massage
Infection	Gram-negative bacilli or enterococci localised to prostatic fluid* Documented successful response to antimicrobial therapy	Semen culture and urine culture, vaginal swab, stool culture	Antimicrobials

표 3. 만성골반통증후군의 UPOINT 분류 및 접근과 치료(계속)

표현형	증상	접근방법	치료
Neurologic /systemic	Clinical evidence of central neuropathy Pain beyond pelvis Irritable bowel syndrome Fibromyalgia Chronic fatigue syndrome	Ask for neurological complaints (sensory loss, dysaesthesia). Neurological testing during physical examination: sensory problems, sacral reflexes and muscular function	Neuromodulators Specific therapies for associated conditions
Tenderness	Palpable tenderness and/or painful muscle spasm or trigger points in abdomen and/or pelvic floor	Palpation of the pelvic floor muscles, the abdominal muscles and the gluteal muscles	Focused pelvic physiotherapy General physiotherapy Exercises

2. 유병률(Prevalence)

만성골반통증후군의 유병률은 일반적으로 성인 남성에서 2~14% 정도로 추정되어 진다. 최근 호주에서 성인 남성 1,346명을 대상으로 한 연구에서는 8%의 성인 남성이 비뇨생식기 통증을 갖고 있었으며, 2%에서 만성골반통증후군의 증상을 갖고 있었다. 대부분이 40~59세 사이였으며, 미국국립보건원 만성전립선염증상점수표(NIH-CPSI)의 평균 점수는 16.3점이었고 평균 통증 점수는 8.3 점이었다. 중국에서 12,743명의 성인남성을 대상으로 한 연구에서는 8.4%의 유병률을 보였으며, 평균 연령은 35세였다. NIH-CPSI의 평균 점수는 16.4점, 평균 통증 점수는 7.55 점이었다.

3. 원인(Cause and Pathophysiology)

호르몬, 자가면역, 골반내 장기의 손상이나 기능이상, 신경학적 이상 혹은 스트레스 등의 정신심리학적 이상 등 다양한 원인들이 제시되고 있다. 이는 역설적으로 아직 정확한 원인을 알지 못함을 시사한다. 과거에는 전립선으로 대표되는 골반내 장기에 대한 연구가 주로 진행되어 졌으나, 최근에는 중추신경계의 작용에 근거한 기전이 많이 밝혀졌다. 골반통이 감염 등과 같은 골반내의 문제에 의하여 시작될 수 있지만, 통증이 면역 또는 말초신경 손상에 의하여 지속되어지고, 신경가소성(neuroplasticity)을 포함한 감작(sensitisation)이 중추신경병성 만성통증을 유발할 수 있다. 이러한 기전은, 골반내의 조직 손상이 없는 경우의 만성골반통증후군의 원인을 설명할 수 있기도 하다. 통증 뿐만 아니라, 기능적, 정신적 문제들 역시 중추신경계와 관련되어 진다.

진단

만성골반통증후군의 정의에 의하면, 골반통의 명확한 원인이 없는 경우에 진단을 내릴 수 있다. 이를 위해서는 명확한 원인을 찾기위한 노력이 먼저 수행되어져야 한다. 중요한 점은 표 2에서 볼 수 있듯이, 만성골반통증후군이 반드시 비뇨기과 영역의 문제만 존재하는 것이 아니라는 것이다. 또한, 골반통의 원인이 반드시 골반내에 존재하는 것은 아니며, 신경학적 문제나 정신심리학적 문제와 같은 골반 바깥에 그 원인이 있을 수 있다는 것이다. 이런 관점에서 볼 때, 최근 제시된 UPOINT 분류법을 이용한 만성골반통의 접근방법은 이전에 비하여 우수하다고 할 수 있다(표 3). 표 4는 실제 진료현장에서

표 4. 유럽비뇨기과학회가 제시하는 만성골반통의 진단 및 치료에 대한 접근 방법

Step	Action
1	Start by considering the organ system in which the symptoms appear to be primarily perceived
2	"Well-defined" conditions, such as cystitis, should be diagnosed and treated according to national or international guidelines
3	When treatment has no effect on the pain, additional testes (eg, cystoscopy or ultrasound) should be performed
4	When these tests reveal any pathology, it should be treated appropriately
5	If treatment has no effect, the patient should be referred to a pain team
6	If no well-defined condition is present or when no pathology is found by additional tests, the patient should also be referred to a pain team

만성골반통의 진단과 치료를 위한 접근 방법의 한 예를 보여준다.

비뇨기과 영역에서의 만성골반통증후군 (Urologic aspects of chronic pelvic pain syndrome)

만성골반통증후군 환자의 대부분은 비뇨생식기 통증을 갖고 있다. 비뇨생식기 통증은 정싱심리학적 문제를 야기할 뿐만 아니라, 배뇨이상이나 성기증장애 등의 기능적 이상을 초래할 수 있다. 또한, 비뇨기과 영역에서의 만성골반통증후군은 증상이 나타나는 부위를 뚜렷하게 구별하기 어려운 경우가 많다. 통증이나 배뇨증상을 포함하여 증상과 삶의 질의 호전을 치료 목적으로 한다.

1. 전립선통증후군(Prostate pain syndrome)

전립선통증후군은, 명확한 원인이 없으면서 전립선 부위의 통증이 지난 6개월 동안 3개월 이상 있는 경우에 해당한다. 과거에 전립선염으로 통칭되던 경우의 약 90%가 이에 해당된다. 배뇨증상 및 성기능장애 뿐만 아니라 인지장애, 행동장애, 정서장애 등이 동반될 수도 있다. 미국국립보건원의 전립선염 분류에 의하면 category III에 해당된다. Category IIIa와 IIIb를 구별하는 것은 실제 치료에 있어서 이득이 명백하지 않으므로 이 둘을 굳이 구별하지 않는 경우가 흔하다.

미국국립보건원 만성전립선염증상점수표(NIH-CPSI)와 국제전립선증상점수표(Internation Prostate Symptom Score, IPSS)는 전립선통증후군의 진단 및 치료결과 평가에 유용하다.

전립선통증후군의 원인은 명확하지 않고 다양한 기전들에 의하여 발생하므로, 증상이나 삶의 질에 초점을 맞춘 다학제적 치료가 필요하다. 테라조신, 알푸조신, 독사조신, 탐술로신, 실로도신 등의 알파차단제는 방광경부와 전립선에 작용하여 배뇨를 원활하게 하고, 중추신경계의 알파 1α/1δ수용체에도 직접적으로 작용한다. 중등도의 치료효과를 보이지만, 장기간 증상을 갖고 있던 환자에서의 효과는 떨어지는 것으로 알려져 있다. 일반적인 검사상 세균감염이 확인되지 않더라도 세균감염이 없다고 확신할 수 없기 때문에, 퀴놀론계 등의 경험적 항생제가 사용되기도 한다. 경험적 항생제의 사용은 중등도의 치료효과를 보이는 것으로 알려져 있다. 만약 효과가 있다면 적어도 4~6주 이상의 치료가 필요하다. 항스테로이드 항염증제(NSAID) 등의 항염증제의 사용은 중등도의 치료효과를 보이는 것으로 알려져 있으며, 최근 시행된 메타분석에서는 80% 이상의 치료효과를 보고하기도 하였다. 하지만, 장기간 사용시의 부작용에 대한 고려가 필요하다. 마약성 진통제는 난치성

전립선통증후군 환자에서 중등도의 치료효과를 보인다. 하지만, 장기간 치료에 대한 연구가 부족하며, 부작용이나 삶의 질 저하, 중독, 내성 등에 대한 충분한 주의가 필요하다. 5알파 환원효소 억제제(5 alpha reductase inhibitor)는 전립선특이항원이 상승되어 있는 고령의 환자에서 증상완화에 도움이 될 수 있지만, 전반적으로 만성전립선통증후군 환자에서는 효과가 불분명하다. 디아제팜(diazepam)등의 근육이완제는 이론적으로는 골반저 근육이나 요도 괄약근의 긴장을 완화시킴으로써 증상 완화에 도움이 될 것으로 여겨지나, 아직 이에 대한 연구가 부족하다. 최근 한 연구에서는 근육이완제, 항염증제, 알파차단제의 복합치료가 알파차단제 단독요법보다 치료효과가 우수하지 않았다. 고용량의 pentosan polysulphate(300mg을 하루 3번)은 증상 완화와 삶의 질 개선에 도움이 된다. 생약제의 작용기전은 확실하지 않으나 면역시스템의 활성화, 항염효과, 진통효과, 진경효과 등으로 추정된다. 위약에 비해 어느정도 효과가 있는 것으로 생각되며, 최근 메타분석에서도 전체적으로 통증을 비롯하여 증상완화에 도움이 되는 것으로 밝혀졌다(relative response 1.6; 95% confidence interval 1.1~1.6). 연구결과가 많지는 않으나, 꽃가루 추출(pollen extract)이나 quercetin은 무작위 위약 연구에서 증상 완화에 도움이 되는 것으로 밝혀졌다. 반면에, 전립선 비대증에 흔히 사용되는 종려나무열매(saw palmetto)의 경우 1년이상의 장기추적 결과에서 효과를 입증하지 못했다. 보톨리늄 톡신(botulinum toxin A)은 요도주변부(200 U)나 회음부 근육(100 U)에 주사함으로써 통증을 비롯하여 증상 완화에 도움이 된다는 보고가 있으나, 치료효과에 대한 결론을 내리기에는 아직 증거가 부족하다. 물리적 치료(physical therapy)에는 electromagnetic therapy, microwave thermotherapy, extracorporeal shock wave therapy, electoacupuncture, posterior tibial nerve stimulation, myofascial physical therapy 등이 있다. 아직 연구 결과가 많지는 않으나 어느 정도의 효과가 있는 것으로 보여지며, 약물치료에 보조적으로 사용되는 경우가 많다. 방광경부 절개술이나 경요도하 전립선 절제술 등의 수술적 치료의 효과는 제한적이며, 아직까지 구체적 수술기준이 없다. Transurethral needle ablation (TUNA) 의 경우 치료효과가 없는 것으로 보여지며, 일반적으로 권고되지 않는다. 인지치료나 행동 치료 등의 정신심리치료는 어느정도 효과가 있는 것으로 생각된다. 특히, 정신심리적 스트레스가 심한 환자의 경우에는 반드시 정신심리치료가 고려되어져야 한다. 그림 1은 유럽비뇨기과학회가 제안하는 전립선통증후군의 치료 권고

Assessment	Treatment	
Urine culture	Grade A recommended	Alpha-blockers when duration is 〈 1 year
		Single use antiblotics (6 weeks) when duration is 〈 1 year
Uroflowmetry		High dose Pentosan polysulfate to improve QoL and symptoms
Transrectal US prostate	Grade B recommended	NSAIDs, Be aware of long-term side effects
NIH-CPSI scoring list		Phytotherapy
		Perineal extracorporeal shock wave therapy
Phenotyping		Electroacupuncture
Pelvic floor muscle testing		Percutaneous tibial nerve stimulation (PTNS)
		Psychological treatment focused on the pain
	Not recommended	Allopurinol
		Pregaballin
		TransUrethral Needle Ablation (TUNA)

US = ultrasound

그림 1. 전립선통증후군 환자의 진단방법과 치료에 대한 유럽비뇨기과학회의 권고안

안을 보여준다.

2. 방광통증후군(Bladder pain syndrome, painful bladder syndrome)

명확한 원인이 없으면서, 만성적인 방광통과 동반되는 배뇨증상이 있는 경우를 방광통증후군이라 한다. 방광내 소변양의 증가에 따라 치골상부의 통증이나 불편감, 압통이 나타나게 되며, 배뇨 후 증상이 경감되는 양상을 보인다. 서혜부나 골반내로의 방사통이 생길 수 있으며, 섭취하는 음식에 따라 증상이 악화되기도 한다. 이 용어는 International Society for the Study of BPS (ESSIC)에 의해 정해진 것으로, 고전적인 간질성 방광염(classic interstitial cystitis)의 경우 BPS type 3C 로 분류된다(표 5).

복합적인 원인에 의해 발생하는 것으로 알려져 있다. 감염이 원인이라는 명확한 증거는 없으나, 방광통증후군 환자에서 정상인에 비하여 소아기나 청소년기에 더 많은 요로감염이나 절박뇨가 발생하며, 동물실험에서도 O-

표 5. ESSIC에서 제안하는 방광통증후군의 분류

	Cystoscopy with hydrodistension			
	Not done	Normal	Glomerulations[a]	Hunner's lesion[b]
Bilpsy				
Not done	XX	1X	2X	3X
Normal	XA	1A	2A	3A
Inconclusive	XB	1B	2B	3B
Positive[c]	XC	1C	2C	3C

[a]Cystoscopy: glomerulations grade 2~3

[b]Lesion per Fall's definition with/without glomerulations

[c]Histology showing inflammatory infiltrates and/or detrusor mastocytosis and/or granulation tussue and/or intrafascicular fibrosis.

antigen deficient bacterial strain을 방광내에 주입할 경우 염증 여부와 관계없이 만성골반통이 발생하고 이는 중추신경계의 과흥분(central neural hyperexcitability)과 연관이 있었다. 이러한 결과들은 감염이 방광통증후군의 방생에 적어도 일정 부분 역할을 하고 있음을 시사한다. 방광조직 검사상에서는 궤양 유무와 무관하게 urothelial glycosaminoglycan 층의 손상이 보인다. 이는 유독한 소변 성분에 의한 방광 손상을 유도한다. 이외에도 신경인성 염증, 유전자 조절 장애, 자가면역 반응 등이 방광통증후군을 유발하거나 악화시키는데 관여할 수 있다.

방광통증후군의 유병률은 다양하게 보고되며, 0.06~30% 정도로 알려져 있다. 또한, 섬유근육통(fibromyalgia)이나 만성피로증후군(chronic fatigue syndrome), 과민성대장증후군(irritable bowel syndrome), 외음부통(vulvodynia), 우울증, 공황장애, 두통, 알러지, 천식 등과 관련이 있는 것으로 알려져 있다.

간질성방광염증상점수표(Interstitial Cystitis Symptom Index, ICSI)가 방광통증후군의 진단 및 치료결과 평가에 유용하다.

치료는, 환자의 특성이나 증상에 따라 개별적으로 시행되어져야 한다. 일반적으로 진통제는 효과가 거의 없다. 마약성 진통제(opioid)나 스테로이드(corticosteroid)는 도움이 될 수 있으나, 장기간 사용이 어렵기 때문에 주의하여야 한다. Amitriptyline, pentosan polysulphate는 통증을 비롯한 증상 완화에 효과적이다. Hydroxyzine, oxybutynin은 제한적인 효과를 보인다. Cimetidine이나 항생제, prostaglandin, gabapentin의 효과에 대한 보고는 아직 부족하다. 리도카인의 방광내 주입요법은 단기간 치료에서 효과를 보인다. 헤파린의 방광내 주입요법의 효과에 대한 보고는 아직 부족하다. Hyaluronic acid나 chondroitin sulphate의 방광내 주입요법은 효과가 있는 것으로 보이나 장기간 치료에 대해서는 추가적인 연구가 필요하다. DMSO의 방광내 주입요법은 효과가 있으나 부작용에 대한 고려가 필요하다. 방광수압확장술이나 보톡스의 방광내 주사 요법은 효과에 대한 보고가 아직 부족하지만, 방광수압확장술과 보톡스 주사요법을 동시에 시행하였을 때에 방광수압확장술 단독 치료보다 치료효과가 우수하였다. 전기자극치료는 효과가 있는 것으로 보이며, sacral nerve stimulation보다 pudendal nerve stimulation이 더 효과적이다. 방광훈련(bladder training)은 배뇨증상의 완화에 도움이 되지만, 통증 조절에 대한 효과는 제한적이다. 술이나 커피, 고칼로리 음식, 고지방 음식 등의 제한은 보조적으로 시행할 수 있으며, 단독 시행시의 효과는 제한적이다. 침술요법의 효과에 대한 보고는 불분명하며, 일반적으로 권고되지 않는다. 방광 적출술 등의 수술적 치료는 다른 치료가 효과가 없을 때 마지막으로 사용되어 질 수 있으며 제한적으로 시행되어져야 한다. 그림 2는 유럽비뇨기과학회가 제안하는 방광통증후군의 치료 권고안을 보여준다.

3. 음낭통증후군(Scrotal pain syndrome)

음낭통증후군은, 명확한 원인이 없으면서 지속적이거나 반복적인 음낭부위 통증이 있는 경우에 진단된다.

만성음낭통의 원인은, 대부분의 경우에 명확한 원인을 알기 어려우며, 정삭(spermatic cord)의 신경 손상이 중요한 역할을 할 것으로 생각한다. 부위가 좀더 구체적일 경우 고환통증후군이나 부고환통증후군으로 부르기도 한다. 통증은 음낭내에서 직접적으로 발생할 수도 있지만, 다른 부위에서 비롯된 방사통(referred pain)일 수 도 있다. 대표적인 것이 정관절제술후통증후군(postvasectomy pain syndrome)과 서혜부수술후 통증(chronic pain after inguinal surgery)이다. 정관절제술후통증후군의 기전은 명확하지는 않으나

Assessment	Treatment	
Urine culture	Grade A recommended	Standard: Hydroxyzine, Amitriptyline, Pentosanpolysulphate
Uroflowmetry		Intravesical: PPS, DMSO, onabotulinum toxin A plus hydrodistension
Cystoscopy with hydrodistension	Grade B recommended	Oral: Clmetldlne, cyclosporin A
Bladder biopsy		Intravesical: hyaluronic acid, chondroitin sulphate
Micturition diary		Electromotive drug administration for intravesical drugs
Pelvic floor muscle testing		Neuromodulation, bladder training, physical therapy
Phenotyping		Psychological therapy
ICSI score list	Not recommended	Bacillus Calmette Guerin
		Intravesical Chlorpactin
	Other comments	Date on surgical treatment are largely variable
		Coagulation and laser only for Hunner' s lesions

그림 2. 방광통증후군 환자의 진단방법과 치료에 대한 유럽비뇨기과학회의 권고안

부고환의 울혈(congestion)에 의한 것으로 생각되며, 술후 2~20% 정도에서 발생한다. 625명을 대상을 한 연구에서는 무도정관수술(no-scalpel vasectomy)을 시행한 경우(11.7%)에 무도정관수술을 시행하지 않은 경우(18.8%)보다 음낭통의 빈도가 낮았다. 서혜부수술후 통증은 주로 서혜부탈장수술후에 나타나며, 장골서혜신경(ilioinguinal nerve)이나 음부대퇴신경(genitofemoral nerve)의 손상에 기인한 것으로 생각된다. 대부분의 연구들에서 복강경수술을 시행한 경우에 개복수술을 시행한 경우에 비하여 통증의 발생 빈도가 높았다.

초기의 치료는 만성골반통증후군의 일반적인 치료와 동일하다. 골반저근육의 과활동성이 확인된다면 근막요법(myofascial therapy) 등의 물리적 치료(physical therapy)가 도움이 된다. 보존적 치료에 효과가 없는 경우에 정삭신경 제거술(denervation of spermatic cord)이 시행될 수 있다. 최근 연구에 따르면, 정삭신경 제거술후에도 통증이 지속되는 경우는 12~15% 정도였으며, 고환위축(testicular atrophy)이 3~7%정도에서 보고되었다. 정관수술후통증후군의 경우에는 정관단문합술(vasovasostomy)이 효과적일 수 있다. 고환적출술이나 부고환적출술은 가장 마지막으로 고려할 수 있는 방법이며, 제한적으로 사용되어져야 한다. 그림 3은 유럽비뇨기과학회가 제안하는 음낭통증후군의 치료 권고안을 보여준다.

Assessment	Treatment	
Semen culture Uroflowmetry Ultrasound scrotum(see text) Pelvic floor muscle testing Phenotyping	Grade A recommended	General treatment options for chronic pelvic pain Microsurgical denervation of the spermatic cord Inform patients undergoing vasectomy about the risk of pain For surgeons: open hemla repair ylelds less scrotal pain For surgeons: identify all nerves during hemia repair
	Grade B recommended	Epidldymectomy, in case patient did not benefit from denervation
	Grade C recommended	In case all other therapies, including pain management assessment have failed, orchiectomy is an option
	Other comments	Ultrasound has no cliinical impllications on the further treatment although physiclans tend to still use ultrassound to reassure the patient

그림 3. 음낭통증후군 환자의 진단방법과 치료에 대한 유럽비뇨기과학회의 권고안

만성골반통의 일반적 치료 (General treatment of chronic pelvic pain)

만성골반통을 치료할 때는 반드시 중추신경계의 신경인성 통증(central neuropathic pain)의 가능성도 고려하여야 한다. 또한, 치료의 목적은 통증의 완화 뿐만 아니라 삶의 질을 향상시키는 것에 있음을 고려하여야 한다. 단순 진통제(simple analgesics)의 사용이 효과가 없다면, 신경인성 진통제(neuropathic analgesics)의 사용이 고려되어져야 한다. 증상호전에 효과가 없다고 판단되는 치료는 즉각 중단되어야 하며, 약물의 교체나 병용요법이 더 효과적일 수 있다. 신경자극술이나 신경 차단술이 통증 조절에 도움이 될 수 있으며, 일반적으로 약물치료와 병행하여 시행되어 진다. 그림 4는 유럽비

Assessment	Treatment	
General history	Grade A recommended	Paracetamol in somatic pain
Medications used		NSAID' s when inflammation is present
Allergic reactions		Antidepressants (including TCA) in neuropathic pain
		Anticonvulsants in neuropathic pain
Use of alcohol		Topical Capsaicin in neuropathic pain
		Opiods in chronic non-malignant pain
Daily activities that will be affected		
	Grade B recommended	Gabapentin in women with CPP
	Other comments	Nerve blocks as part of a broad management plan
		Neuromodulation may become an option, increasing research

그림 4. 만성골반통에서의 통증치료에 대한 유럽비뇨기과학회의 권고안

뇨기과학회가 제안하는 만성골반통에서의 일반적인 통증치료의 권고안을 보여준다.

맺음말

만성골반통증후군은 흔한 질환이지만, 아직까지 정확한 병인은 밝혀지지 않았다. 만성골반통증후군의 진단은 유사한 증상을 나타내는 치료가 가능한 원인이 있는지를 먼저 검사하는 것이 필요하며, 명확한 원인이 없는 경우에 진단할 수 있다. 만성골반통증후군의 치료는 통증을 비롯한 증상의 호전 및 삶의 질의 개선에 목적을 두어야 하며, 반드시 환자의 상태에 맞는 개별적인 치료가 시행되어야 한다. 가급적 약물이나 행동치료, 정신치료 등 보존적 치료를 시행하여야 하며, 이러한 치료에 반응하지 않는 경우 수술 등의 파괴적 치료가 시도되어질 수 있다. 아울러, 환자의 정신심리적 또는 사회적 상태에 대한 상담 및 치료가 만성골반통증후군을 치료하는데 도움이 된다.

■ **참고문헌**

1. 대한남성과학회. 남성건강학. 제 2판. 서울: 군자출판사, 2013; 445-460.
2. Chronic pelvic pain. Baranowski AP. Best Pract Res Clin Gastroenterol 2009; 23: 593-610.
3. Chronic prostatitis/chronic pelvic pain syndrome and pelvic floor spasm: can we diagnose and treat? Westesson KE, Shoskes DA. Curr Urol Rep 2010; 11: 261-4.
4. Contemporary treatment options for chronic prostatitis/chronic pelvic pain

syndrome. Ismail M, Mackenzie K, Hashim H. Drugs Today (Barc) 2013; 49: 457-62.

5. Management of chronic prostatitis/chronic pelvic pain syndrome: a systematic review and network meta-analysis. Anothaisintawee T, Attia J, Nickel JC, Thammakraisorn S, Numthavaj P, McEvoy M,et al. JAMA 2011; 305:78-86.
6. Management of chronic prostatitis/chronic pelvic pain syndrome (CP/CPPS): the studies, the evidence, and the impact. Nickel JC, Shoskes DA, Wagenlehner FM. World J Urol 2013; 31: 747-53.
7. New developments in the diagnosis and treatment of chronic prostatitis/chronic pelvic pain syndrome. Pontari M, Giusto L. curr Opin Urol 2013;23:565-9.
8. New paradigms in understanding chronic pelvic pain syndrome. Konkle KS, Clemens JQ. Curr Urol Rep 2011; 12: 278-83.
9. Orchialgia and the chronic pelvic pain syndrome. Kavoussi PK, Costabile RA. World J Urol 2013; 31: 773-8.
10. Prostatitis and chronic pelvic pain syndrome in men. Touma NJ, Nickel JC. Med Clin North Am 2011; 95: 75-86.
11. The 2013 EAU guidelines on chronic pelvic pain: is management of chronic pelvic pain a habit, a philosophy, or a science? 10 years of development. Engeler DS, Baranowski AP, Dinis-Oliveira P, Elneil S, Hughes J, Messelink EJ, et al. Eur Urol 2013; 64: 431-9.
12. The EAU guidelines on chronic pelvic pain (2014 edition). www.uroweb.org
13. Therapeutic intervention for chronic prostatitis/chronic pelvic pain syndrome (CP/CPPS): a systematic review and meta-analysis. Cohen JM, Fagin AP, Hariton E, Niska JR, Pierce MW, Kuriyama A,et al. PLoS One 2012 ;7: e41941.

사정장애 I 조루증

Ejaculation disorder (Part I): Premature ejaculation

CHAPTER 08

최형기 (최형기성공의원)
이성원 (성균관의대)
서경근 (천안유로센터비뇨기과)
감성철 (경상의대)

사정장애 I 조루증

Ejaculation disorder (Part I): Premature ejaculation

서론

조루증은 성 기능 장애 환자의 60~70%, 일반 성인 남성의 25~40%에서 발생하는 남성에서 가장 흔한 성기능장애로 알려져 있다. 남성 성기능장애 중 발기부전만이 주요한 관심을 받으며 연구가 이루어져왔으며, 조루증은 많은 남성들이 고통 받는 흔한 질환임에도 불구하고 지금까지 하나의 질환으로 인식하여 정확한 병태생리와 적절한 치료법을 개발하려는 노력은 부족하였다. 하지만 1990년대부터 다양한 정신약리학적인 연구를 통해 세로토닌 항우울제가 사정을 지연시킬 수 있음을 알게 되면서 조루증은 심리학적인 장애가 아니라 신경생물학적인 현상으로 이해하기 시작하는 계기가 되었다. 최근에는 고령화 추세로 인해 삶의 질에 대한 관심이 집중되면서 남성들의 조루증에 대한 관심도 높아졌으며, 임상에서의 조루증에 대한 인식과 치료에 대해서도 많은 발전이 있었다. 이 장에서는 조루증의 정의, 진단 그리고 치료에 대해 정리하였다.

1. 정의

조루증은 지극히 주관적인 질환이며 의사가 직접 환자를 신체검사, 검사실 검사 혹은 신경학적 검사법으로 진단할 수 있는 질환이 아니기 때문에 오로지 환자가 스스로 애기하는 성적 병력에 의존해 진단을 내릴 수 밖에 없다. 따라서 환자의 진술이 획일적이지 못하거나 병력을 청취하는 의사에 따라 다른 용어나 혹은 다른 정의, 개념을 가지고 문진을 할 경우에는 동일한 환자에게서도 다른 판단을 내리기가 쉬운 질환이다. 이러한 혼돈을 줄이기 위해 조루증에 대한 정의를 내리기 위한 여러 단체의 시도가 있었다.

최근까지 세계에서 흔히 인용되는 조루증의 정의는 DSM-IV-TR을 많이 이용하였다. 지속적이거나 반복적으로 대상자가 원하는 것보다 전에, 최소한의 성적 자극에 의해 삽입 직전, 도중, 직후 사정하는 경우로 정의하였다. 또한 흥분 상태에 영향을 미치는 나이, 성적 파트너의 상태 및 최근의 성생활 빈도 등을 감안하여야 하며, 유의한 고통과 성적 파트너와의 대인관계에 장애를 유발해야 하고, 영향을 미치는 약물은 없어야 한다고 정의하였다. 하지만 이 정의는 증거 중심의 정의(Evidence based definition)가 아니라 저자 중심의 정의(Authority- based definition)라는 것이다. 또한 객관적인 기준인 정확한 사정시간이 정의되지 않았다는 단점이 있다.

이러한 단점을 극복하기 위하여 국제성의학회(International Society for Sexual Medicine, ISSM)는 2007년에 삽입부터 사정까지의 시간, 사정 조절능력의 부족. 그리고 그로 인한 환자 또는 성파트너의 부정적인 자존심을 포함해서 조루증을 정의하였는데, 평생 지속되는 조루증(lifelong PE)는 첫 경험부터 질 내 삽입 후 1분 이내에 사정이 일어나면서, 사정 조절능력이 없고, 이로 인해 괴로움이나 불편을 동반하는 경우로 정의하고 있다. 2014년에는 ISSM에서 후천적 조루증(acquired PE)을 정의하였다. 대부분 3분 이내로 사정시간이 임상적으로 의미 있게 감소한 경우로 나머지는 평생 지속되는 조루증과 동일하게 정의하였다. 그러나 이러한 정의는 질을 통한 성관계에 국한되어있으며, 성교, 구강성교, 자위의 대기시간 사이에 연관성은 높지 않다. 또한 남성 대 남성 간의 성관계는 조루증에 포함되지 않는다.

2013년에는 DSM V의 조루증 정의가 발표되었다. 거의 대부분의 경우에 삽입 후 사정시간이 1분 미만이고, 본인이 원하기 전에 사정하며 이로 인한 근심이 동반되는 경우로 정의하였다. 이 정의도 삽입 후 사정시간의 기준을 1분미만으로 하고 있다.

하지만 일부 남성이 조루증을 자가진단하고 치료를 원하지만 조루증의 국제성학회와 DSM V 기준에 완벽히 부합하진 못하는 경우가 존재한다. Waldinger는 사정기능과 관련해 고통 받고 있지만 조루증의 기준에 적합하지 못한 남성에 대한 두 가지 추가적인 세부 분류를 제안하였다. 그는 이를 일시적 조루증(variable PE)와 주관적인 조루증(subjective PE)으로 표현하였다. 일시적 조루증은 항상 사정 시간이 빠른 것이 아니고 단지 우연한 일어나거나 상황에 따라 발생하는 경우를 말한다. 즉, 사정조절 기능이 감소하는 주관적인 감각과 함께 불규칙하고 일관성 없이 발생하는 짧은 삽입 후 사정시간이 특징적이다. 이는 성기능 장애라기보다는 성행위의 정상 변동 범위 내의 현상으로 생각된다. 주관적인 조루증은 조루증을 호소하지만 질 내 삽입 후 사정시간이 3~6분으로 정상인 경우를 말한다.

2. 유병률

조루증은 사회문화적, 지역적 인구에 따라 다양한 유병률을 보이며, 연구마다 조루증에 대한 진단을 어떠한 기준으로 하느냐에 따라 유병률에 영향을 미치기도 한다. 대부분의 유병률 연구는 DSM-IV-TR의 정의를 사용하여 조루증을 20~30%의 유병률을 보이는 "가장 흔한 남성 성기능 장애"로 표현하였다. DSM-IV-TR의 정의는 객관적인 진단 기준이 부족하기에, 이 연구들에서 나타난 높은 유병률은 지속적인 논쟁의 근원이 되고 있다. 그러나 조루증의 치료를 원하는 남성의 수가 적은 것을 보면 조루증의 유병률은 20~30% 정도까지 높은 것은 아닐 가능성도 있다.

아직 국제성학회의와 DSM V의 정의로 조루증의 유병률을 조사한 대규모 연구는 없는 실정이다. 하지만 이전의 삽입 후 사정시간의 국제 연구결과를 살펴보면, 5개 국가에서 일반 인구군을 대상으로 측정한 삽입 후 사정시간에 관련한 두 가지 연구에서, 평균 삽입 후 사정시간은 5.4분(0.55~44.1분 범위)와 6분(0.1~52.7분 범위)이였다. 이 결과에서 2.5%의 남성이 1분 미만의 삽입 후 사정시간, 6%의 남성이 2분 미만의 삽입 후 사정시간으로 나타났다. 이러한 비율은 근심과 만성적인지에 대한 평가가 없기 때문에 정확한 평생 지속되는 조루증의 유병률이라고 볼 수는 없다. 이 데이터를 기초로 국제성학회의와 DSM V의 조루증 정의는 1분이라는 삽입 후 사정시간을 기준으로 하면, 평생 지속되는 조루증의 유병률이 일반인을 대상으로 4%를 넘지 않을 것으로 보인다.

우리나라의 경우 2007년 Ahn 등의 보고에 의하면, 전국 40~79세의 성인남성 1570명에 대한 조사 결과 사정시간으로 성기능을 살펴보았을 때, 전체 대상자의 41.9%가 삽입 후 5분~15분 이내에 사정을 한다고 응답하였다. 삽입 후 사정시간을 삽입 후 5분과 2분을기준으로 하여 조루증 유병률을 살펴 보았을 때 각각 33.1%, 11.0%였으며 연령이 증가함에 따라 현저히 증가하는 소견을 보였다. 다른 대규모 국내연구를 살펴보면, 2012년 Lee등이 20~64세 2081명의 성인 남성을 대상으로 조루증의 유병률을 조사하였다. 조루증 진단 설문지(Premature Ejaculation Diagnostic Tool, PEDT), 자가 진단으로 진단된 조루증의 유병률은 각각 11.3%, 19.5%였다. 본인이 조루증이 있다고 생각하는 자가 진단은 연령대가 높아질수록 통계적으로 의미 있게 증가하였다. 삽입 후 사정시간으로 진단하였을 경우 1분 미만이 3%, 1~2분 사이가 12.6%로 나타났다.

진단

조루증 정의를 살펴보면, 조루증의 진단에서 고려해야 할 4가지의 중요한 요소가 있다. 객관적 기준인 삽입 후 사정시간과 주관적인 3가지 요소 즉, 1) 사정 조절 능력(control over ejaculation), 2) 성교의 만족감(satisfaction with intercourse), 3) 이러한 증상으로 인해 환자 또는 파트너의 고민 또는 스트레스 여부(distress or bother) 이다.

1. 병력과 신체검사

이전까지는 공인된 조루증의 진단 방법이 없기 때문에 대개의 경우 환자의 진술에 의해 진단하는 경우가 많았다. 그리고 여러 단체의 조루증의 약물치료 가이드라인에서도 조루증의 진단은 환자 자신이 얘기하는 성 병력을 청취해 종합하여 진단할 것을 권유하고 있다. 조루증 환자들은 일반적으로 의사들에게 그들의 성 건강에 대해 문의하고 싶어 하지만, 종종 환자들은 그들의

표 1. 조루증의 진단과 치료를 위한 기본적인 질문과 선택적인 질문

진단을 위한 기본 질문	삽입부터 사정까지 걸린 시간이 얼마입니까? 사정을 참을 수 있습니까? 조루증상으로 인해 괴롭고 화가 나거나 당황스럽습니까?
선택적 질문: 평생 지속과 후천성의 구분	언제 조루증상이 처음 발생하였습니까? 첫 성경험 때부터 전체 파트너들과 관계할 때 모두 혹은 거의 매번 조루증상이 발생했습니까?
선택적 질문: 발기기능 평가	삽입할 수 있을 만큼 단단하게 발기가 가능합니까? 성관계 중 사정할 때까지 발기를 유지하기가 어렵습니까? 발기가 약해지지 않기 위해 성관계를 서두른 적은 없습니까?
선택적 질문: 파트너와의 관계 영향 평가	당신의 조루증상으로 인해 파트너가 얼마나 화가 난 상태입니까? 당신의 파트너가 성관계를 꺼려합니까? 조루증상으로 인해 당신의 전반적인 관계에 지장이 있습니까?
선택적 질문: 치료력	조루증상에 대해 치료 받은 적이 있습니까?
선택적 질문: 삶의 질에 대한 영향	당황스러움 때문에 성관계가 꺼려집니까? 조루증상으로 인해 걱정, 우울, 당황스러운 감정이 발생합니까?

성적인 불편에 대해 당황스러워하고, 부끄러워하며, 대화를 시작하기조차 꺼려하는 경향이 있다. 성 건강에 대한 질문을 통해 환자의 성적인 걱정에 대해 대화할 수 있고, 다른 동반 질환(예를 들어, 심혈관 위험인자나 발기부전)에 대해서도 확인을 할 수 있다. 표 1에서 조루증을 호소하는 환자에 대해 권장하고 부가선택적인 질문들이 나와있다. 권장질문은 진단과 직접적인 치료의

고려에 대한 기초를 제공하고, 부가선택적인 질문은 치료를 위한 세부적인 내용을 수집하는 것이다.

또한 신체 검사는 조루증환자에서 필요하지 않지만, 진단에 도움을 줄 수 있다. 몇몇의 환자들은 의사들이 손으로 신체검사를 해주는 것만으로 위안을 얻을 수 있다. 그리고 후천성 조루증이 의심되는 환자에서는 합병증과 위험인자 그리고 원인에 대한 검사를 수행하여야 한다. 따라서 동반된 내과적 질환이나 요로계 감염여부, 복용하고 있는 약물, 알코올, 마약 중독 여부에 대해서도 조사한다.

2. 삽입 후 사정시간(Intravaginal ejaculation latency time, IELT)

삽입 후 사정시간은 1994년 Waldinger 등에 의해 정의된 개념으로 남성의 성기가 여성의 질 내에 삽입 후 왕복운동을 하다가 사정에 도달할 때까지의 시간을 말한다. 조루증을 평가할 수 있는 객관적이고 중요한 요소이며, 사정시간을 측정하기 위해 스톱워치를 이용한다. 하지만 삽입 후 사정시간에도 여러 가지 제한점이 있는데, 전희의 구성과 시간, 성기의 왕복운동의 힘, 빈도, 깊이, 그리고 사정의 간격, 파트너의 골반근육 긴장도, 질의 상태 등에 의해 영향을 받기 때문이다. 또한 삽입 후 사정시간을 측정하기 위한 스톱워치의 사용에도 환자가 측정한 삽입 후 사정시간이 파트너가 측정한 시간보다 길게 나타나는 오류가 발생할 수 있다. 또한 스톱워치 측정은 성행위에 방해될 수 있고 성적 쾌락이나 자연성을 잠재적으로 중단시키는 단점이 있다. 따라서, 삽입 후 사정시간의 스톱워치 측정은 조루증의 임상시험과 관찰연구에서 널리 사용되지만, 조루증의 임상 관리의 일상적인 사용에는 권장되지 않았다. 몇몇 연구에서 환자나 파트너의 자가-보고 사정시간은 객관적인 스톱워치 사정시간과 상대적으로 연관성이 있고 삽입 후 사정시간의 측정 용도로 유용하다고 하였다.

3. 환자 자가 보고(Patients-Reported Outcomes,PRO)와 자기 기입식 설문지

조루증 환자의 자가 보고 질문에는 조루증 유무를 감별하기 위한 3가지 구성요소가 필요하다. 첫째는 사정 조절여부, 둘째는 성교 만족도, 그리고 셋째는 조루증으로 인한 고통 또는 불편의 동반 여부이다. Patrick 등의 연구에 의하면, 조루증군과 정상군 간의 자가 보고에는 큰 차이가 있었다. 이러한 자가 보고는 파트너가 측정한 삽입 후 사정시간과 강한 상관 관계가 있었다. 또한 삽입 후 사정시간만으로 조루증을 예측할 경우에는 80%의 민감도와 80.8%의 특이도를 보이지만 삽입 후 사정시간과 환자 자가 보고를 동반할 경우에는 민감도 80.3%, 특이도가 90.4%로 증가되었다. 특히 사정 조절능력과 성교의 만족도가 조루증 유무를 판단하는데 통계학적으로 의미가 있었다.

현재까지 조루증에 관계된 자가 기입식 설문지로는 Premature Ejaculation Profile (PEP)와 Index of Premature Ejaculation (IPE), Premature Ejaculation Diagnostic Tool (PEDT) 등이 있다. PEP와 IPE, 두 가지 설문지 모두 사정의 조절과 조루증에 의한 고민 및 성교의 만족감을 포함하고 있다. 하지만 두 설문지는 조루증의 치료의 효과 및 결과 관찰(monitoring outcomes)을 측정하기 위하여 개발되었고, 조루증의 진단 목적으로 구성되거나 평가되지 않았다. PEDT는 Symonds 등이 개발한 것으로, 자가 기입한 조루증 남성(self-reported PE, n=309)과 자가 기입한 조루증이 아닌 남성(self-reported no PE, n=701) 그리고 시간으로 정의된 조루증 남성(성교 시 70% 이상에서 IELT가 2분 미만인 남성, n=292)을 대상으로 연구한 결과, PEDT는 조루증을 진단하는데 매우 높은 타당도를 나타내었다. 이 연구 에서 PEDT 총점이 11점 이상은 조루증, 9점과 10점은 조루증의심(possible PE), 8점 이하는 조루증이 아니다라는 결론을 내렸다. 즉 9점과 10점인 환자는 정밀면담과 검사를 통해 조루증 유무를 확인하는 것이 필요하다고 하였다. 그리고 국내 연구에서도, 한국어판 PEDT는 정상군과 DSM-IV-TR로 정의된 조루증군에서는 진단의 절단치가 8.5점으로 나왔으며, 정상군과 사정시간이 2분 미만인 조루증에서는 진단의 절단치가 9.5점으로 나왔다. PEDT 총점이 11점 이상은 조루증, 9점과 10점은 조루증 의심(possible PE), 8점 이하는 조루증이 아니다라는 진단 기준을 한국어판 PEDT에서도 적용할 수 있다.

그 밖에도 조루증은 환자의 전체적 성생활에 대한 평가도 필요하다. 조루증 환자의 경우 남성성기능 장애가 동반되는 경우도 있기 때문이다. 또한 다른 사정기능에 영향을 미치는 약물의 복용여부도 반드시 확인해야 하며, 우울증상을 포함한 심리적인 측면도 고려해야 한다.

치료

1. 행동치료

조루증의 전통적인 행동 치료법은 1956년 Semans에 의해 처음으로 귀두를 짜는 방법(squeeze technique)이 소개되었고, 이후 Johnson과 Masters에 의해 널리 알려졌다. 그 후 Kaplan에 의해 Stop-start법이 시도된 바 있다. 이 두 가지 방법은 중간 레벨 정도의 흥분을 인식하는데 도움을 줄 수 있도록 고안되었다. 약물요법이 일반적이지 않던 시절에는 특별한 방법이 없기 때문에 한때 유행이 되어지기도 하였지만 효율성이 떨어지며 파트너의 도움이 필요하며, 재발율(60~70%)이 높다는 단점 때문에 널리 사용되어지지 못하고 있다. 하지만, Rowland 등의 보고에 의하면, 약물치료와 행동치료를 병행하면 약물치료 단독보다 조루증의 치료성공률이 증가한다고 하였다. 행동치료는 아직도 간단하게 시행을 할 수 있고, 행동치료 과정 중 파트너와의 협조를 통해 남녀 간의 심리적 장애를 해소할 수 있다는 점에 있어서 어느 정도의 효과를 기대할 수 있어 조루증 환자의 치료에 적용할 수 있는 방법이 되겠다.

2. 약물치료

현재까지 사용되어지고 있는 약물치료제로는 국소 도포 마취제, 선택적 세로토닌 재흡수 억제제(Selective serotonin reuptake inhibitor, SSRI), 삼환계 항우울제(Tricyclic antidepressant,TCA), 트라마돌(Tramadol) 그리고 PDE-5 억제제(Phosphodiesterase 5 inhibitor)등이 있다(표 2).

1) 국소도포제

국소도포제로는 lidocaine-prilocaine 혼합물질을 성기에 바르는 겔, 스프레이, 크림형의 제제가 사용되고 있다. 국소마취제는 음경 피부의 감각이 지나치게 예민하여 조루증이 유발된다는 가설을 기반으로 두고, 음경 피부에 도포해 일정 시간이 지나면 국소 마취효과가 나타나 음경의 감각저하를 유도하는 효과가 있어 사정의 자극에 대한 역치를 높게 만드는 작용이 있다. 국소 도포 치료제에 대해서 객관적 연구결과가 부족한 편이지만 최근 lidocaine과 prilocaine의 복합물인 EMLATM 크림, dyclonine과 alprostadil의 혼합크림, 국내에서 한약제제를 이용하여 만든 SS 크림, lidocaine과 prilocaine의 metered-dose aerosol spray 제제인 TEMPE 등이 시판되고 있으며, 조루증에 대한 효과와 부작용에 대해 연구되고 있다. 국소 도포 치료제는 드물게 음경의 피부 감각을 너무 감소시켜 발기 유지를 어렵게 만들거나 흥분도를 감소시키는 경우가 보고되고 있으며, 잔류 약제에 의해 여성의 질 감각을 저하시킬 수 있어 성관계 전에 씻어내야 하는 단점이 있다. 하지만 사용이 매우 간편하고 부작용 빈도가 낮으며 prilocain lidocain 제제는 먹을 수 있다는 장점이 있다. 따라서 비교적 안전한 약물이므로, 조루증의 일차적 치료제로 생각해 볼 수 있다.

2) 선택적 세로토닌 재흡수 억제제(Selective serotonin reuptake inhibitor, SSRI)와 삼환계 항우울제(Tricyclic antidepressant,TCA)

1970년대 SSRI로 치료받고 있던 우울증 남성들에서 사정 시간이 지연된다는 사실을 발견하고 나서 항우울제인 삼환계 항우울제인clomipramine과 SSRI인 fluoxetine, paroxetine, sertraline 등이 조루증 치료에 사용되고 있다. Paroxetine 10~40mg, clomipramine 12.5~50 mg, sertraline 50~200 mg, fluoxetine 20~40 mg, 그리고 citalopram 20~40 mg이 매일 복용법으로 치료하면 사정을 지연시키는 효과가 있다. 특히 paroxetine이 삽입 후 사정시간을 약 8.8배 증가시키는 가장 강력한 효과를 나타내고 있다. SSRI 제제의 매일 복용법은 복용 후 2~3주 만에 사정 시간이 연장되는 효과가 나타난다. 이러한 효과는 점진적으로 증가하여 복용 3~4주 후에 사정 시간을 6~8배 증가시키는 안정 상태에 도달하게 된다. 하지만 이러한 SSRIs 제제들은 조루증에 적응증을 가지는 치료약제로 승인 받은 상태가 아니다. 즉, "off-label" 로 조루증 치료에 사용하고 있었다.

Dapoxetine은 최초로 조루증에 적응증을 받은 제제로 약 50개국가에서 치료약으로 사용되고 있다. Dapoxetine은 처음으로 짧은 반감기를 가지는 SSRIs 제제로 필요 시 복용법에 알맞게 개발되었다. Dapoxetine은 최고 혈장농도 도달시간이 1.1시간, 반감기가 1.42시간 그리고 24시간 이내에 우리 몸에서 95%

이상이 배설된다. 2614명의 조루증 환자를 대상으로 Dapoxetine의 연구 결과는, 삽입 후 사정시간은 위약이 1.8배 증가한 것에 비하여, Dapoxetine 30mg에서 2.8배, Dapoxetine 60mg에서 3.3배 증가하였다. Dapoxetine은 위약군과 비교하여 삽입 후 사정시간을 증가 시켰으며, 사정 조절 능력과 성교의 만족도를 통계적으로 의미 있게 향상시켰다. 부작용으로 오심이 Dapoxetine 30mg에서 8.7%, Dapoxetine 60mg에서 20.1%이상으로 가장 많은 빈도의 부작용으로 보고 되었으며, 설사, 두통, 어지럼증 등이 나타났으나 심각한 부작용은 동반되지 않았다. 즉, 이 약은 짧은 혈장 최고 농도 도달시간과 빠른 반감기, 그리고 짧은 배설시간의 약물역동학적 특징을 가지고 있어, 조루증 치료 시 필요시 복용법으로 사용이 가능한 것이 장점이다. 또한 PDE5 억제제와 약물 상호작용이 없으며, 평생 지속되는 조루증과 후천적 조루증 모두에 효과가 있다.

2007년 5월 미국 FDA는 특히 18~24세의 젊은 성인에서 SSRIs 제제로 치료 시 자살의 관념과 자살 시도에 영향을 미친다고 경고하였다. 이러한 현상은 치료 1~2달 사이에 가장 높게 나타난다고 하였다. 하지만 미국 비뇨기과 학회와 국제성학회에서는 조루증 치료에서 Dapoxetine은 자살 가능성이 없다고 하였다.

국내에서는 삼환계 항우울제(Tricyclic antidepressant,TCA)인 clomipramine이 여러 제약사들의 공동 투자를 통해 개발되어, 네노마(동아ST), 컨덴시아(제일약품), 클로잭(종근당), 줄리안(JW중외제약)이라는 상품명으로 개발 되어 국내식약청에 등록되어 조루증 치료제로 사용되고 있다. 위약과의 대조군 실험에서 12주후 삽입 후 사정시간을 Clomipramine 투여군의 경우 약 4.4배, 위약군의 경우 약 2.7배 증가시켰다.

3) PDE-5 억제제(Phosphodiesterase 5 inhibitor)

조루증을 가진 환자는 사정을 조절하기 위하여 흥분을 억제하여 발기부전으로 발전 할 수 있고, 발기부전을 가진 환자는 발기가 지속되지 않아 사정을 성공하기 위해 조기에 사정하는 경향이 있어 조루증으로 발전할 수 있다. 이러한 배경으로 발기부전 치료제인 PDE-5 억제제를 최근 조루증의 치료제로 병행 사용하는 임상보고가 많이 발표되고 있다. 하지만, 발기부전을 동반하지 않는 조루증 환자에서 PDE-5 억제제가 이점이 있다는 결론을 증명하는 연구는 아직 없으므로, PDE-5 억제제를 조루증의 일차 치료약물로 사용하는 것은 이점이 없다고 할 수 있겠다. 발기부전이 동반된 조루증의 경우에는 치료효과를 기대할 수 있어 이런 경우에는 일차 치료로 사용할 수 있다.

4) 트라마돌(Tramadol)

트라마돌은 중추신경계의 u-opioid 수용체에 작용하는 진통제로 사정 지연 기전을 완전히 알지 못하지만, norepinephrine과 serotonin의 재흡수를 방해하는 효과와 관계가 있을 것으로 생각하고 있다. 몇몇 연구에서 조루증에 대한 유효성을 보이고 있으며, SSRI 제제와 혼합된 약물인 zertane의 임상시험이 진행 중이기도 하다. 트라마돌은 조루증의 치료에 효과적인 옵션이 될지 모른다. 그러나 중독이나 부작용의 위험성 때문에 다른 치료들이 실패한 경우에 한해 고려해야 한다.

3. 수술적 치료

현재 개원가를 중심으로 이루어지고 있는 음경의 배부신경 절제술은 조루증 환자에서 음경귀두의 감각과민증이 뚜렷이 있는 경우, 이론적으로는 감각의 전달을 떨어뜨려 사정을 지연시킬 수 있다는 점에서 그 효과만 입증된다

표 2. 조루증 치료를 위한 추천 약제 요약

약물	매일 복용/필요 시 복용	용량	IELT fold increase	부작용	현 상태	근거 수준
경구 제제						
Dapoxetine	필요 시 복용	30~60mg	2.5~3	오심 설사 두통 현기	약 50개 국가에서 승인	1a
Paroxetine	매일 복용	10~40 mg	8	피로	Off label	1a
Clomipramine	매일 복용	12.5~50 mg	6	하품	Off label	1a
Sertraline	매일 복용	50~200 mg	5	오심	Off label	1a
Fluoxetine	매일 복용	20~40 mg	5	설사	Off label	1a
Citalopram	매일 복용	20~40 mg	2	발한	Off label	1a
Paroxetine	30일 간 매일 복용 후 필요 시 복용	10~40 mg	11.6	성욕 감퇴 발기 부전	Off label	1a
Paroxetine	필요 시 복용	10~40 mg	1.4		Off label	1a
Clomipramine	필요 시 복용	12.5~50 mg	4		Off label	1a
국소경피제제						
Lidocaine/ Prilocaine	필요 시 복용	25 mg/gm lidocaine 25 mg/gm prilocaine	4~6.3	성기 감각 저하 파트너 성기 감각 저하 피부 자극 발기 부전	Off label	1a

면 단 한 번의 수술로써 영구적인 치료효과를 가져올 수 있으므로 간편하고 효과적인 치료방법일 수 있다. 하지만, 조루증에 대한 음경배부신경절단술은 아직까지 학술적인 증명이 부족하기 때문에 논란이 되고 있다. 유럽비뇨기과

학회(European Association of Urology)의 조루증 진료지침에는 수술적 치료 방법은 언급하고 있지 않다. 또한 국제성학회(International Society for Sexual Medicine)의 조루증 진료지침에는 수술적 치료 방법은 조루증 치료에 대한 증거가 부족하고, 성기능이상을 유발할 후 있기 때문에 추천하지 않고 있다.

음경배부신경절단술에 대한 임상보고는 학회에서 초록으로 몇 편이 보고된 적이 있지만 2000년 개원의인 유가 처음으로 143명의 임상경험을 대한남성과학회지에 발표하였다. 술 후 9.8%에서 매우 만족, 47.6%에서 만족, 24.4%에서 fair, 18.2%에서 불만족으로 보고하였고 부작용으로는 귀두부 통증 7례(11.8%), 음경부종 6례(4.1%), 창상열개 3례(2.1%), 지루 1례(0.7%)로 보고하였다. 그 이후 2004년 김등이 Hyaluronic acid 겔을 이용한 귀두 확대술이 귀두의 감각을 줄이는데 안전하고 효과적이고 하였으며, 이들 중 68%에서 만족한다고 보고하였다. 최근 Basal 등은 15명의 조루증 환자에게 음경의 배부신경에 고주파 절제술을 시행하였다. 그 결과 삽입 후 사정시간이 18.5초에서 133.9초로 증가하였다. 또한 24명의 조루증 환자에게 냉동 절제술을 시행한 연구에서도 삽입 후 사정시간이 54.7초에서 140.9초로 증가하였다.

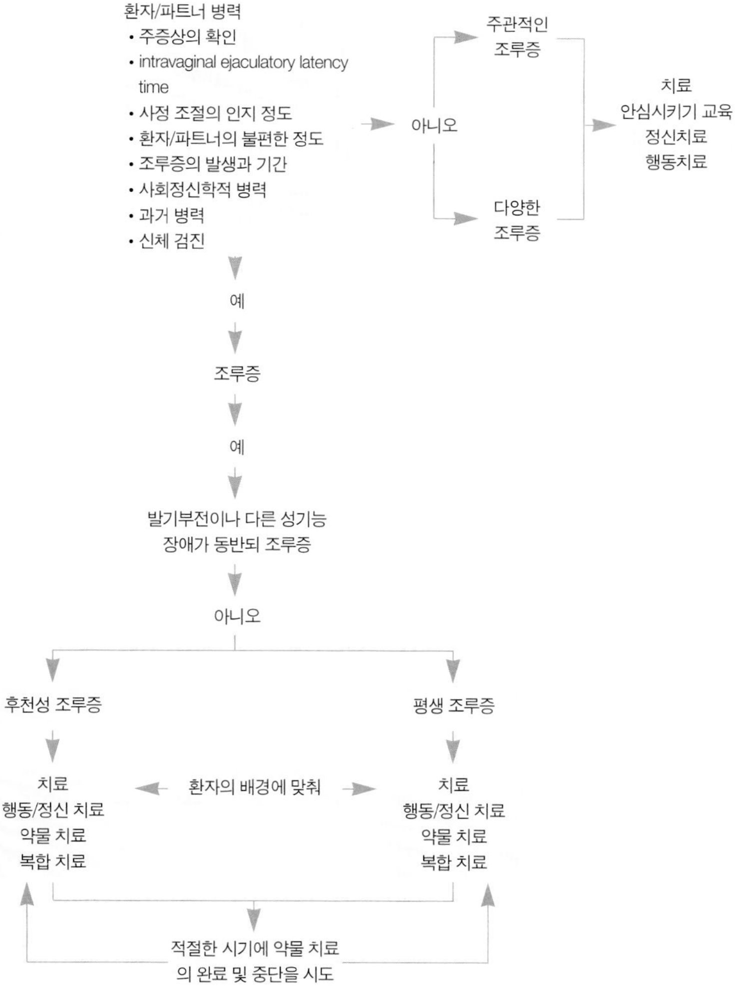

그림 1. 조루증의 진단과 치료 전략

Appendix A.

Premature Ejaculation Diagnostic Tool (PEDT)

본 설문지는 성관계 시 너무 일찍 사정하는 남성의 문제를 확인하기 위한 것입니다. 현재 아무런 문제가 없다고 느끼시더라도 아래의 질문에 답변해 주시기 바랍니다.

- 각 질문에서 귀하의 답변을 가장 잘 나타낸다고 생각되는 칸에 ×표를 하십시오.
- 각 질문 당 한 군데만 ×표를 하십시오.
- 아래 질문들에 대한 정답은 없으니, 느낀 데로 표시하십시오.
- 때에 따라 달라진다고 느낄실 수 있으나 귀하가 성교 시 일반적으로 경험하는 것을 저희에게 알려주시기 바랍니다.

정의: 이 설문에서 말하는 사정은 삽입(귀하의 성기가 배우자의 질 안에 들어갔을 때) 후 이루어지는 사정(정액의 방출)을 의미합니다.

	전혀 어렵지 않다	약간 어렵다	보통 정도 어렵다	매우 어렵다	아주 매우 어렵다
1. 귀하는 사정을 지연시키기가 어느 정도 어렵습니까?	□ 0	□ 1	□ 2	□ 3	□ 4

	거의 없다 또는 전혀 없다 0%	절반 이하 25%	약 절반 가량 50%	절반 이상 75%	거의 항상 또는 항상 100%
2. 귀하가 원하기 전에 사정을 하는 경우는 어느 정도입니까?	□ 0	□ 1	□ 2	□ 3	□ 4
3. 귀하는 아주 미미한 자극에도 사정하십니까?	□ 0	□ 1	□ 2	□ 3	□ 4

	전혀 그러하지 않다	약간 그러하다	보통 정도 그러하다	매우 그러하다	아주 매우 그러하다
4. 귀하는 원하는 것보다 빨리 사정을 해서 스트레스를 느끼십니까?	□ 0	□ 1	□ 2	□ 3	□ 4
5. 귀하의 사정에 걸리는 시간으로 인하여 배우자가 불만족스러운 데 대하여 어느정도 신경이 쓰입니까?	□ 0	□ 1	□ 2	□ 3	□ 4

■ 참고문헌

1. Ahn TY, Park JK, Lee SW, Hong JH, Park NC, Kim JJ et al. Prevalence and risk factors for erectile dysfunction in Korean men: results of an epidemiological study. J Sex Med. 2007;4;1269-76.
2. American Psychiatric Association. The diagnostic and statistical manual of mental disorders, 5th edition. Washington, DC: American Psychiatric Association; 2013.
3. Anersson KE, Mulhall JP, Wyllie MG. Pharmacokinetic and pharmacodynamic features of dapoxetine, a novel drug for 'on?demand' treatment of premature ejaculation. BJU Int 2006;97:311-5.
4. Asimakopoulos AD, Miano R, Finazzi Agro E, Vespasiani G, Spera E. Does current scientific and clinical evidence support the use of phosphodiesterase type 5 inhibitors for the treatment of premature ejaculation? A systematic review and meta-analysis. J Sex Med 2012;9:2404-16.
5. Basal S, Goktas S, Ergin A, Yildirim I, Atim A, Tahmaz L, et al. A novel treatment modality in patients with premature ejaculation resistant to conventional methods: The neuromodulation of dorsal penile nerves by pulsed radiofrequency. J Androl 2010;31:126-30.
6. Buvat J, Tesfaye F, Rothman M, Rivas DA, Giuliano F. Dapoxetine for the treatment of premature ejaculation: Results from a randomized, double-blind, placebo-controlled phase 3 trial in 22 countries. Eur Urol 2009;55:957-67.
7. Carson C, Gunn K. Premature ejaculation: definition and prevalence. Int J Impot Res 2006;18 Suppl 1:S5-13.
8. Chen J, Keren-Paz G, Bar-Yosef Y, Matzkin H. The role of phosphodiesterase type 5 inhibitors in the management of premature ejaculation: a critical analysis of basic science and clinical data. Eur Urol 2007;52:1331-9.
9. Chen J, Mabjeesh NJ, Matzkin H, Greenstein A. Efficacy of sildenafil as adjuvant therapy to selective serotonin reuptake inhibitor in alleviating premature ejaculation. Urol 2003;61:197-200.
10. Choi HK1, Jung GW, Moon KH, Xin ZC, Choi YD, Lee WH et al. Clinical study of SS-cream in patients with lifelong premature ejaculation. Urology 2000;55:257-61.

11. David Prologo J, Snyder LL, Cherullo E, Passalacqua M, Pirasteh A, Corn D. Percutaneous CT-guided cryoablation of the dorsal penile nerve for treatment of symptomatic premature ejaculation. J Vasc Interv Radiol 2013;24:214-9.
12. Jannini E, Lombardo F, Lenzi A. Correlation between ejaculatory and erectile dysfunction. J Androl 2005;28:40-5.
13. Kam sc, Lee SW. New Approach and Treatment of Premature Ejaculation. Korean J Androl. 2009;27:153-69.
14. Kim J, Kwak T, Jeon B, Cheon J, Moon D. Effects of glans penis augmentation using hyaluronic acid gel for premature ejaculation. Int J Impot Res 2004;16:547-51.
15. Laumann EO, Nicolosi A, Glasser DB. Sexual problems among women and men aged 40?80 y: prevalence and correlates identified in the Global Study of Sexual Attitudes and Behaviors. Int J Impot Res 2004;17:39-57.
16. Lee SW, Lee JH, Sung HH, Park HJ, Park JK Choi SK, Kam SC. The prevalence of premature ejaculation and its clinical characteristics in Korean men according to different definitions. Int J Impot Res 2013;25:12-7.
17. McMahon CG, Althof SE, Waldinger MD, Porst H, Dean J, Sharlip I et al. An evidence-based definition of lifelong premature ejaculation: Report of the International Society for Sexual Medicine (ISSM) ad hoc committee for the definition of premature ejaculation. J Sex Med 2008;5:1590-606.
18. McMahon CG, McMahon CN, Leow LJ, Winestock CG. Efficacy of type-5 phosphodiesterase inhibitors in the drug treatment of premature ejaculation: a systematic review. BJU Int 2006;98:259-72.
19. McMahon CG, Stuckey BG, Andersen M. Efficacy of sildenafil citrate (Viagra) in men with premature ejaculation. J Sex Med 2005;2:368-75.
20. Mulhall JP. Current and future pharmacotherapeutic strategies in treatment of premature ejaculation. Urol 2006;67:9-16.
21. Porst H, Montorsi F, Rosen RC, Gaynor L, Grupe S, Alexander J. The Premature Ejaculation Prevalence and Attitudes (PEPA) survey: prevalence, comorbidities, and professional help-seeking. Eur Urol 2007;51:816-24.
22. Pryor JL, Althof SE, Steidle C. Efficacy and tolerability of dapoxetine in treatment of

premature ejaculation: an integrated analysis of two double-blind, randomised controlled trials. Lancet 2006;368:929-37.
23. Rowland D, Cooper S, Macias L. Pharmaceutical companies could serve their own interests by supporting research on the efficacy of psychotherapy on premature ejaculation. Int J Impot Res 2007;20:115-20.
24. Rowland D, McMahon C, Abdo C, Chen J, Jannini E, Waldinger MD, et al. Disorders of orgasm and ejaculation in men. J Sex Med 2010;7:1668-86.
25. Salem EA, Wilson SK, Bissada NK, Delk JR, Hellstrom WJ, Cleves MA. ORIGINAL RESEARCH-EJACULATORY DISORDERS: Tramadol HCL has Promise in On-Demand Use to Treat Premature Ejaculation. J Sex Med 2008;5:188-93.
26. Serefoglu EC, McMahon CG, Waldinger MD, Althof SE, Shindel A, Adaikan G et al. An evidence-based unified definition of lifelong and acquired premature ejaculation: report of the second International Society for Sexual Medicine Ad Hoc Committee for the Definition of Premature Ejaculation. J Sex Med.2014;11;1423-41.
27. Symonds T, Perelman MA, Althof S. Development and validation of a premature ejaculation diagnostic tool. Eur Urol 2007;52:565-73.
28. Waldinger M, Quinn P, Dilleen M, Mundayat R, Schweitzer D, Boolell M. A multinational population survey of intravaginal ejaculation latency time. J Sex Med 2005;2:292?7.
29. Waldinger M, Zwinderman A, Schweitzer D, Oliver B. Relevance of methodological design for the interpretation of efficacy of drug treatment of premature ejaculation: A systematic review and metaanalysis. Int J Impot Res 2004;16:1-13.
30. Waldinger M. Pathophysiology of lifelong premature ejaculation. In: Jannini EA, McMahon CM, Waldinger MD, eds. Premature ejaculation
31. Waldinger M. Premature ejaculation: Different pathophysiologies and etiologies determine its treatment. J Sex Marital Ther 2008;34:1-13.
32. Waldinger MD, Schweitzer DH. Changing Paradigms from a Historical DSM-III and DSM-IV View Toward an Evidence-Based Definition of Premature Ejaculation. Part II-Proposals for DSM-V and ICD-11. J Sex Med 2006;3:693-705.
33. Waldinger MD. The neurobiological approach to premature ejaculation. J Urol 2002;168:2359-67.

사정장애 II 혈정액, 사정통, 지루증 등 기타

Ejaculation disorder (Part II): Others

CHAPTER 09

이충현 (경희의대)
정우식 (이화의대)
허정식 (제주의대)
이준호 (국립경찰병원)

사정장애 II 혈정액, 사정통, 지루증 등 기타

Ejaculation disorder (Part II): Others

혈정액증

1. 서론

혈정액증은 정액에 육안적으로 혈액이 섞이는 현상을 말한다. 비록 대부분의 경우에 양성적인 원인이며 통증이 없고 자연적으로 치유됨에도 불구하고 환자 자신에게는 매우 걱정스러운 증세임에 틀림이 없다. 이런 이유로 과거에는 비뇨기과전문의들이 보존적요법에 치중하였으나 최근에 와서 전립선암과의 밀접한 관계가 알려지면서 관심을 갖고 진료에 임하기 시작하였고, 한 보고에 의하면 혈정액증환자의 약 14%에서 전립선암이 발견된다.

실제로 대부분의 경우 질 내 사정 후에 정액을 자세히 관찰하는 경우가 드물기 때문에 혈정액증의 정확한 유병률은 알려져 있지 않다. 호발 연령은 30대 후반이며 증상도 1개월에서 2년까지 지속된다. 실제로 많은 경우 암 등의 중한 질환을 동반하지는 않음에도 불구하고 환자에게는 증상자체가 많은 걱정을 하게 만들어 한 두 번의 증세를 경험하고 진료를 받게 되는 경우가 대부분이다. MRI 등의 우수한 영상진단기자재로 말미암아 특발성(idiopathic)의 혈정액증이 감소하고 있기는 하나 여전히 특별한 치료 없이 소실되는 경우가 대부분이므로, 어느 정도까지 세밀히 진단에 임해야 하는지가 아직 논란이지만, 전립선암을 포함한 일부 비뇨기계 암종의 유일한 증상일 수 있기 때문에 중요하다.

혈정액증은 대부분 양성질환이지만 환자에게는 큰 부담을 안기는 질환이다. 따라서 진료를 책임지는 의사로서는 철저하게 감별진단을 하여 악성질환이 원인이 아님을 밝히면서 환자를 안심시키려는 노력이 필요할 것이다.

2. 진단

우선적으로 혈정액증이 맞는지를 확인하는 것이 중요한 첫 단계이다. 혈뇨를 잘못 표현하는 경우도 있고, 생리중이거나 질염 등이 있는 파트너의 혈액이 묻은 것은 아닌지 확인할 필요도 있다. 이를 위해서는 콘돔을 사용하여 알아보는 것이 정확하다. 혈정액증이 맞다면, 다음 단계로는 치료가 가능한 원인들을 잡아내기 위해서는 병력채취가 자세히 그리고 체계적으로 이루어져야 한다. 앞의 원인에서 살펴보았듯이 40세 전 후로 나누어 원인이 크게 다를 수 있으므로 40세 전이라면 염증성 질환 과거력을, 이후라면 종양관련 질문에 초점을 맞추어 본다.

당연히 요도 내 시술을 받은 적이 있는지, 전립선 생검 여부, 항응고 약제 복용 등에 대해서도 물어보아야 한다. 특히 우리나라에서는 결핵감염여부에 대한 문진도 필요하다.

신체검사로 서혜부, 회음부를 포함한 생식기를 관찰하고, 특히 정관을 따라 결절이 만져지는 지 관찰한다. 전립선촉진은 모든 환자에서 반드시 시행하여 종양여부를 관찰한다. 촉진 후에 요도 끝에서 혈액이 관찰되는지도 확인한다.

진단 검사로는 어느 정도까지 자세하게 검사를 할 것인가는 환자의 연령, 증세가 지속되는 기간, 혈뇨 등의 동반여부 등을 고려해서 시행한다. 젊은 환자가 한 두 번의 단독 증세로 찾아왔다면, 자세한 문진과 신체검사만으로도 충분할 수 있다. 그러나 노령에서 지속적으로 반복되는 증세를 보인다면 보다 자세한 검사들이 체계적으로 시행되어야 한다. 우선적으로 성전파성질환에 대한 혈액검사, 3배분 요검사, 요배양검사, 말초혈액검사 등을 시행하여 감염여부를 확인하다. 40세 이상에서는 혈중 PSA를 반드시 측정해야하고, 만성질환이나 혈액응고장애가 의심되면, 간기능검사 및 혈액응고검사도 시행해야 한다. 이 단계에서 특정원인을 찾을 수 없다면, 특히 혈뇨나, 하부요로증세, 불임, 사정통 등의 증세가 동반한다면 다음 단계로 비뇨기계 진단적 검사가 필요하다. 일반적으로 경직장초음파(transrectal ultrasonography, TRUS)가 주로 시행되는데, 74~95%의 진단정확도를 나타내어 정낭, 전립선, 사정관 등의 결석이나 낭종 등을 발견하기 쉬우므로 초기 선별 영상검사로 가치가 있다. 골반전산화단층촬영은 비침습적 영상기법으로는 과거에 많이 이용되었으나, 방사선의 노출과 기술적인 복잡함 등으로 정낭이나 전립선부위를 자세히 관찰하는 데에는 어려움이 많다.

이 부위에 있어 최근의 영상진단에 절대적 표준기법(gold standard)은 MRI이다. T2강조영상에서 정낭과 주위조직을 가장 잘 볼 수 있으며, TRUS에 비해 가장 큰 장점은 정낭이나 전립선 내에 혈종여부를 감별해 낼 수 있다는 점이다. 또한 차세대 자기공명을 이용한 혈관조영술로 출혈부위를 알아내기도 한다.

영상진단으로도 원인을 찾지 못한 경우에 내시경을 시행한다. 요도폴립, 유두상 요도염, 이물질, 결석, 정맥염주 등을 발견할 수 있다. 경성 방광요도경도 전립선부 요도를 직접 관찰할 수 있으나 가끔 간헐적인 출혈 병소를 놓칠 수 있으며, 굴곡형 내시경으로 거꾸로 방광경부를 관찰하면 경성내시경으로는 발견할 수 없는 방광경부의 정맥류 등을 발견할 수 있는 장점이 있다. 때로는 발기 시에만 정맥류가 발견되는 경우가 있으므로 이 때에는 약물발기를 유도한 상태에서 굴곡형 내시경을 이용한 관찰이 필요하다. 출혈 병소의 정확한 확인을 위하여 때로는 내시경을 보면서 동시에 전립선이나 정낭의 마사지가 필요하다. 이상의 혈정액증 진단을 위한 흐름도는 그림 1과 같다.

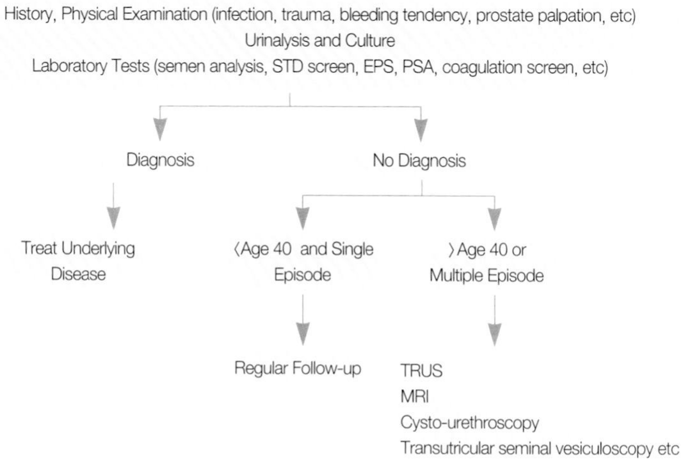

그림 1. 혈정액증 진단을 위한 흐름도

(약자설명: STD, sexually transmitted disease; EPS, expressed prostatic secretion; PSA, prostate specific antigen;TRUS, transrectal ultrasonography; MRI, magnetic resonance imaging)

3. 치료

혈정액증의 치료원칙은 치명적이 될 수 있는 암종 등을 포함하여 최대한 배경질환을 발견하는데에 노력을 기울여서 배경질환이 있는 경우 먼저 그에 대한 적절한 치료가 필수적이다. 하지만 그렇지 못한 대부분의 경우 기다리면 수주 이내에 혹은 10번 사정하기 전에 자연적으로 소실되는 경우가 많으므로, 환자를 안심시키면서 경험적인 약물치료를 해볼 수 있다. 특별한 이유없이 증세가 지속되는 경우 피나스테라이드(finasteride) 등의 전립선 비대증 치료제의 항섬유소용해(antifibrinolytic)작용을 이용한 치료효과를 기대하고 투여해보고 있지만 아직 근거중심의 정확한 치료효과는 입증되고 있지 못한 실정이다. 전립선염이나 정낭염 등의 감염질환이 의심되면 적절한 항바이러스제, 항생제, 항진균제 등을 배양결과에 따라 사용해야 한다. 전립선을 투과하는 항생제가 좋으며, 배양에서 자라는 균이 없더라도 감염증이 의심되면 클라미디아균주 등에 대한 경험적인 항생제치료가 요구된다. 항생제 복용은 최소 2주 이상 투여하는 것이 도움이 된다.

정낭, 전립선, 사정관 등의 낭종이 있어 혈정액증이 유발되는 경우는 초음파 유도 하에 천자술이나 폐색이 있는 경우 경요도절개술로 치료가 가능하다. 정낭내 결석의 경우에도 요관경을 이용하여 사정관구를 확장한 후 정낭으로 삽입해서 결석을 제거할 수 있다. 전립선의 정맥염주, 이소성 전립선조직, 폴립 등도 경요도절제술이나 방전요법(fulguration)으로 치료가 가능하다.

신체검사로 고환 부고환 정관에 대한 촉진 등이 필요하며 실험실 검사로 전립선염과 전립선암을 배제하기 위하여 전립선액(EPS)검사, PSA 등이 필요하다. 신체검사에서 이상이 있으면 고환초음파가 필요 할 수 있다. 또한 남성호르몬과 기타 의심되는 호르몬질환에 대한 검사가 필요하다. 필요에 따라 불임검사로 정액검사가 필요할 수 있다.

2) 치료

치료는 환자의 원인을 파악하고 교정해주는 것이 중요하며 특히 가임기 남성에 대해서는 불임에 대한 상담도 필요하다.

(1) 정신과적치료

일부에서는 심리치료(psychotherapy)가 효과적일 수 있다. 심리치료는 성교육, 사정에 관련된 불안에 대한 상담(reduction of goal-focused anxiety), 성기에 더욱 집중된 자극에 대한 교육(increased, more genitally focused stimulation), 성적환타지 재편성(realignment of sexual fantasies and arousal strategies) 등이 있다. 하지만 아직까지의 연구결과는 대상 환자군의 원인질환이 다양하고 치료법 역시 통일 되지 않아 정확한 효과를 평가하는데 제한점이 있다.

(2) 약물치료

지루증에서 약물치료의 성공률은 극히 낮다. 알파 1 교감신경항진제인 Ephedrine 15~60mg을 성관계 60분 전에 투약하며, pseudoephedrine 60~120mg을 성관계 120~150 분 전에 투약하기도 한다. 대뇌의 세로토닌을 증가 시키는 항히스타민 계열인 cyproheptadine이 SSRI 로 인한 anorgasm 을 되돌리는데 사용할 수 있다(필요시 복용: 성관계 3~4시간 전 4~12mg). 중추신경과 말초신경에서 도파민을 유리시키는 amantadine은 실험용 쥐(rat)에서 성적 행동을 증가시켰고 사정을 유발하였다. 임상연구에 의하면 성행위전 5~6시간 전 amantadine 100mg 을 복용 하는 것은 SSRI 로 인한 anorgasm 을 되돌리는데 사용할 수 있다.

그 외 yohimbine, buspirone, apomorphine, quinelorane, oxytocin 같은 약물 들이 시도 되고 있으며 아직 더 많은 임상연구자료가 필요 하다.

■ 참고문헌

1. 대한남성과학회. 남성과학. 제2판. 서울: 군자출판사, 2001; 389-98.
2. Ahmad I, Krishna NS. Hemospermia. J Urol 2007:1613-8
3. Aizenberg D, Zemishlany Z, Hermesh H, Karp L, Weizman A. Painful ejaculation associated with antidepressants in four patients. J Clin Psychiatry 1991;52:461-3
4. Akhter W, Khan F, Chinegwundoh F. Should every patient with hematospermia be investigated? A critical review. Cent European J Urol. 2013;66:79-82.
5. Amarenco G, Ismael SS, Bayle B, Denys P, Kerdraon J. Electrophysiological analysis of pudendal neuropathy following traction. Muscle Nerve 2001;24:116-9
6. Antolak SJ, Hough DM, Maus TP, King BF, Vrtiska TJ, Farrell MA, et al. Chronic pelvic pain syndrome (pudendal neuralgia or category IIIB chronic prostatitis). Mayo Clinic, Rochester, Minnesota 2002
7. Aslam MI, Cheetham P, Miller MA. A management algorithm for hematospermia. Nat Rev Urol 2009:398-402
8. Badawy AA, Abdelhafez AA, Abuzeid AM. Finasteride for treatment of refractory hemospermia: prospective placebo-controlled study. Int Urol Nephrol. 2011 Sep 29. [Epub ahead of print]

9. Balogh S, Hendricks S E, Kang J. Treatment of fluoxetine-induced anorgasmia with amantadine. J Clin Psychiatry 1992; 53(6): 212-3.
10. Balon R. Intermittent amantadine for fluoxetine-induced anorgasmia. J Sex Marital Ther 1996; 22(4): 290-2.
11. Barnas J, Parker M, Guhring P, Mulhall JP. The utility of tamsulosin in themanagement of orgasm-associated pain: a pilot analysis. Eur Urol 2005;47:361-5
12. Barnas JL, Pierpaoli S, Ladd P, Valenzuela R, Aviv N, Parker M, et al. The prevalence and nature of orgasmic dysfunction after radical prostatectomy. BJU Int 2004;94:603-5
13. Blanker MH, Bosch JL, Groeneveld FP, Bohnen AM, Prins A, Thomas S, et al. Erectile and ejaculatory dysfunction in a community-based sample of men 50-78 years old: prevalence, concern, and relation to sexual activity. Urology 2001;57:763-8
14. Demyttenaere K, Huygens R. Painful ejaculation and urinary hesitancy in association with antidepressant therapy: relief with tamsulosin. Eur Neuropsychopharmacol 2002;12:337-41
15. Etherington RJ, Clements R, Griffiths GJ, Peeling WB. Transrectal ultrasound in the investigation of haemospermia. Clin Radiol 1990;41:175-7
16. Fitzpatrick JM, Rosen RC. All components of ejaculation are impaired in men with lower urinary tract symptoms suggestive of benign hyperplasia. Eur Urol Suppl 2006;5:157
17. Furuya S, Furuya R, Masumori N, Tsukamoto T, Nagaoka M. Magnetic resonance imaging is accurate to detect bleeding in the seminal vesicles in patients with hemospermia. Urology 2008:838-42
18. Fuse H, Nishio R, Murakami K, Okumura A. Transurethral incision for hematospermia caused by ejaculatory duct obstruction. Arch Androl 2003:433-8
19. Gitlin M J. Treatment of sexual side effects with dopaminergic agents. J Clin Psychiatry 1995; 56(3): 124.
20. Goriunov VG, Davidov MI. Sexual readaptation after the surgical treatment of benign prostatic hyperplasia. UrolNefrol (Mosk) 1997; 5: 20-4

21. Gustafsson O, Norming U, Nyman CR, Ohstrom M. Complications following combined transrectal aspiration and core biopsy of the prostate. Scand J Urol Nephrol 1990;24:249-51
22. Han M, Brannigan RE, Antenor JA, Roehl KA, Catalona WJ. Association of hemospermia with prostate cancer. J Urol 2004:2189-92
23. Han WK, Lee SR, Rha KH, Kim JH, Yang SC. Transutricular seminal vesiculoscopy in hematospermia: technical considerations and outcomes. Urology 2009:1377-82
24. Harada M, Tokuda N, Tsubaki H, Kase T, Tajima M, Sawamura Y, Matsushima Munkelwitz R, Krasnokutsky S, Lie J, Shah SM, Bayshtok J, Khan SA. Current perspectives on hematospermia: a review. J Androl 1997;18:6-14 Fletcher
25. Helgason A, Adolfsson J, Dickman P, Fredrikson M, Steineck G. Distress due to unwanted side-effects of prostate cancer treatment is related to impaired well-being (quality of life). Prostate Cancer Prostatic Dis 1998;1:128-333
26. Hetrick DC, Ciol MA, Rothman I, Turner JA, Frest M, Berger RE. Musculoskeletal dysfunction in men with chronic pelvic pain syndrome type III: a case-control study. J Urol 2003;170:828-31
27. Kang DI, Chung JI. Current status of 5α-reductase inhibitors in prostate disease management. Korean J Urol. 2013;54:213-9.
28. Keller Ashton A, Hamer R, Rosen R C Serotonin reuptake inhibitor-induced sexual dysfunction and its treatment: a large-scale retrospective study of 596 psychiatric outpatients. J Sex Marital Ther 1997; 23(3): 165-75.
29. Koeman M, van Driel MF, Schultz WC, Mensink HJ. Orgasm after radical prostatectomy. Br J Urol 1996;77:861-4
30. Kumar P, Kapoor S, Nargund V. Haematospermia - a systematic review. Ann R Coll Surg Engl 2006;88:339-42
31. Laumann E O, Paik A, Rosen R C. Sexual dysfunction in the United States: prevalence and predictors. JAMA 1999; 281(6): 537-44.
32. Lawler LP, Cosin O, Jarow JP, Kim HS. Transrectal US-guided seminal vesiculography and ejaculatory duct recanalization and balloon dilation for treatment of chronic pelvic pain. J Vasc Interv Radiol 2006;17:169-73

33. Lewis R W, Fugl-Meyer K S, Corona G, Hayes R D, Laumann E O, Moreira E D, et al. Definitions/epidemiology/risk factors for sexual dysfunction. J Sex Med 2010; 7(4 Pt 2): 1598-607.
34. Litwin MS, McNaughton-Collins M, Fowler FJ Jr, Nickel JC, Calhoun EA, Pontari MA, et al. The National Institutes of Health chronic prostatitis symptom index: development and validation of a new outcome measure. Chronic Prostatitis Collaborative Research Network. J Urol 1999;162: 369-75
35. Loeb S, Vellekoop A, Ahmed HU, Catto J, Emberton M, Nam R, Rosario DJ, Scattoni V, Lotan Y. Systematic review of complications of prostate biopsy. Eur Urol. 2013;64:876-92.
36. Lutz MC, Roberts RO, Jacobson DJ, McGree ME, Lieber MM, Jacobsen SJ. Cross-sectional associations of urogenital pain and sexual function in a community based cohort of older men: Olmsted county, Minnesota. J Urol 2005;174:624-8
37. Manohar T, Ganpule A, Desai M. Transrectal ultrasound- and fluoroscopic-assisted transurethral incision of ejaculatory ducts: a problem-solving approach to nonmalignant hematospermia due to ejaculatory duct obstruction. J Endourol 2008;22:1531-5
38. Manoharan M, Ayyathurai R, Nieder AM, Soloway MS. Hemospermia following transrectal ultrasound-guided prostate biopsy: a prospective study. Prostate Cancer Prostatic Dis 2007:283-7
39. McMahon C G, Jannini E, Waldinger M, Rowland D. Standard operating procedures in the disorders of orgasm and ejaculation. J Sex Med 2013; 10(1): 204-29.
40. Nadler RB, Rubenstein JN. Laparoscopic excision of a seminal vesicle for the chronic pelvic pain syndrome. J Urol 2001;166:2293-4
41. Najafi L, Noohi AH. Recurrent hematospermia due to aspirin. Indian J Med Sci 2009:259-60
42. NIH Consensus Development Panel on Impotence. NIH Consensus Conference. Impotence. JAMA 1993;270: 83-90
43. Papp GK, Kopa Z, Szabo F, Erdei E. Aetiology of haemospermia. Andrologia 2003:317-20

44. Prando A. Endorectal magnetic resonance imaging in persistent hemospermia. Int Braz J Urol 2008:171-7
45. Ralph D J, Wylie K R. Ejaculatory disorders and sexual function. BJU Int 2005; 95(9): 1181-6.
46. Rosen R, Altwein J, Boyle P, Kirby RS, Lukacs B, Meuleman E, et al. Lower urinary tract symptoms and male sexual dysfunction: the multinational survey of the aging male (MSAM-7). Eur Urol 2003;44:637-49
47. Schwartz JM, Bosniak MA, Hulnick DH, Megibow AJ, Raghavendra BN.
48. Sheikh M, Hussein AY, Kehinde EO, Al-Saeed O, Rad AB, Ali YM, et al.
49. Shoskes DA, Landis JR, Wang Y, Nickel JC, Zeitilin SI, Nadler R. Impact of post-ejaculatory pain in men with category III chronic prostatitis/chronic pelvic pain syndrome. J Urol 2004;172:542-7
50. Shrivastava R K, Shrivastava S, Overweg N, Schmitt M. Amantadine in the treatment of sexual dysfunction associated with selective serotonin reuptake inhibitors. J Clin Psychopharmacol 1995; 15(1): 83-4.
51. Simpson GM, Blair JH, Amuso D. Effects of antidepressants on genito-urinary function. Dis Nerv Syst 1965;26:787-9
52. Torigian DA, Ramchandani P. Hematospermia: imaging findings. Abdom Imaging 2007;32:29-49
53. Valevski A, Modai I, Zbarski E, Zemishlany Z, Weizman A. Effect of amantadine on sexual dysfunction in neuroleptic-treated male schizophrenic patients. Clin Neuropharmacol 1998; 21(6): 355357.
54. Vallancien G, Emberton M, Harving N, van Moorselaar RJ. Alf-One Study Group. Sexual dysfunction in 1274 European men suffering from lower urinary tract symptoms. J Urol 2003;169:2257-61
55. Vilandt J, Sonksen J, Mikines K, Torp-Pedersen S, Colstrup H. Seminoma in the testes associated with haemospermia BJU Int 2002:633
56. Waldinger M D, Quinn P, Dilleen M, Mundayat R, Schweitzer D H, Boolell, M. A multinational population survey of intravaginal ejaculation latency time. J Sex Med 2005; 2(4): 492-97.
57. Yagci C, Kupeli S, Tok C, Fitoz S, Baltaci S, Gogus O. Efficacy of transrectal ultrasonography in the evaluation of hematospermia. Clin Imaging 2004:286-90

남성과민성 방광 및 야간뇨

Male overactive bladder and Nocturia

CHAPTER 10

김준철 (가톨릭의대)
양상국 (건국의대)
박민구 (인제의대)
문경현 (울산의대)

남성과민성 방광 및 야간뇨

Male overactive bladder and Nocturia

서론

과민성방광(overactive bladder)은 요로감염이나 방광종양 등 동반된 병변이 없이 요절박(urgency)을 호소하며 흔히 빈뇨, 야간뇨가 동반되는 증상으로 구성된 증상의 집합체이다. 지연시킬 수 없을 정도의 갑작스러운 배뇨욕구를 지칭하는 요절박은 요실금과 동반될 수 있으며 과민성방광의 핵심증상이다. 국제요실금학회에서 요절박을 "갑자기 발생하는 참기 어려운 강한 배뇨욕구"(sudden compelling desire to void that is difficult to defer)로 정의하고 있다. 방광충만에 따른 정상적인 감각인 urge는 점진적으로 강해지는 배뇨욕구(gradual strong desire)와 동반되므로, 비정상적이고 병적인 감각(sudden compelling desire)인 urgency과 구분된다. 두 증상의 경계가 모호한 경우도 있지만, urge와 urgency는 방광충만감의 심한 정도에 따라 나타나는 일련의 연속된 과정(spectrum)으로 이해하여 근래에 다양한 요절박 척도가 제시되고 있다. 실제 임상에서 빈뇨만 심하고 요절박을 먼저 호소하지 않는 과민성방광 환자도 흔히 경험할 수 있다. 예측할 수 없는 요절박으로 인한 두려움과 불편감 때문에 일상생활의 제약을 받으므로 방광을 자주 비움으로써 요절박을 회피하려는 행동(defensive voiding), 낯선 곳에서 화장실 위치를 먼저 파악하려는 행동(toilet mapping)을 염두에 두어야 한다. 요절박은 개인의 환경이나 성향에 따라 증상 표현의 차이가 다양하다. 환자가 오랜 기간에 걸쳐 의식 또는 무의식적인 자기방어기전을 통해 적응하는 경우도 많기 때문에 면밀한 문진을 통해 요절박을 진단해야 하는 경우도 드물지 않다. 노인남성의 과민성방광은 하부요로증상 중 저장증상의 일부분으로 전립선비대와 연관된 방광출구폐색과 동반되는 경우가 흔하다. 따라서 항콜린제 단독요법보다는 알파차단제와 항콜린제의 병합요법이 흔히 선택된다. 국내에 출시를 앞둔 β-3 agonist 는 항콜린제와는 다르게 아세틸콜린 수용체를 경유하지 않고 방광체부의 베타수용체를 자극하여 배뇨근수축을 억제한다. 따라서 무스카린수용체 억제에 따른 구갈과 변비 등의 부작용과 요폐의 가능성이 낮다고 보고되어있어, 전립선 비대증이 동반된 과민성방광의 새로운 치료제로서의 역할이 기대된다.

과민성방광의 가장 불편한 증상 중 하나인 야간뇨는 일상생활에 지장을 주고 삶의 질을 저하시키는 가장 성가신 하부요로증상으로 흔히 수면 장애 및 주간 생활 활력의 감소를 동반한다. 야간뇨는 우울증, 수면무호흡증, 사망률 증가와의 연관성이 있다고 보고되고 있으며, 과민성방광의 일차선택약물인 항콜린제의 효과는 제한적이기 때문에 다양한 치료적 접근이 필요하다. 대사증후군과 관련된 insulin 저항성과 비만은 신경계 및 방광의 수용체 변화를 초래하며, 이에 따른 방광의 구조적 기능적 변화로 야간뇨를 초래하거나 악화시킬 수 있다. 혈중 남성호르몬의 생성은 적절한 수면이 필요하고, 야간뇨는 수면박탈과 연관이 있으나 야간뇨와 혈중 남성호르몬 감소와의 연관성에 대해서 아직 이론이 많다. 하지만 일상생활에 지장을 주는 수면박탈과 동반된 심한 야간뇨는 남성호르몬 감소와 연관될 가능성이 높기 때문에 삶의 질과 연관된 남성건강의 측면에서도 야간뇨는 매우 중요한 증상으로 인식해야 한다.

1. 유병률

남성 과민성방광의 주요 선행원인인 전립선 비대증은 노인 인구의 증가에 따라 유병률이 증가하고 있다. 아시아의 역학조사 결과는 같은 연령대 환자에서 중등도 이상의 하부요로증상을 호소하는 경우가 서구보다 더 많은 것으로 보고되고 있고 국내 실정도 유사할 것으로 추정된다. 국내 전립선 비대증 환자수는 빠른 증가를 보이고 있어 남성 과민성방광도 빠르게 증가될 것으로 예상된다. 2003년 성인을 대상으로 시행된 국내의 과민성방광 유병률 조사에 따르면 남성은 10.2%, 여성은 14.3%(평균 12.2%)로 보고되었다. 이는 유럽에서 시행된 역학조사와 유사한 결과이며, 국내 과민성방광 환자 수는 약 600만 명으로 추정되고 연령에 따라 증가하는 경향을 보인다. 남성에서 저장증상(44.6%)이 배뇨증상(28.5%) 보다 높게 관찰되었으며 저장증상 중 야간뇨(36.6%)가 가장 흔하게 관찰되었다. 특히 과민성방광의 남녀 유병률이 유사함에도 불구하고 남성이 여성보다 치료를 받는 경우가 25% 정도로 낮다고 보고되어 남성 과민성방광의 적극적인 관심이 필요하다. 국내의 40세 이상을 대상으로 한 인터뷰결과에서 서양에 비하여 비교적 높게 관찰되었다.

2. 남성과민성방광의 발생기전

남성에서의 과민성방광은 단독으로 발생 할 수 있고, 방광출구폐색에 의해 이차적으로 발생할 수도 있다. 방광출구폐색에 의해 발생되는 과민성방광은 연령이 증가하고, PSA가 높고, 배뇨량이 적고, 폐색의 정도가 심할수록 증가되는데 발생기전은 아직 정확히 규명되지 않았다. 여러 연구를 통하여 신경의 변화에 따른 원인(neurogenic)과 배뇨근의 변화에 따른 원인(myogenic)이 복합적으로 작용할 것으로 추정하고 있다(그림 1). 방광출구폐색을 동반한 남성의 40~50%에서 요역학검사에서 배뇨근과활동성을 확인할 수 있다. 방광내압의 증가에 따른 배뇨근의 일시적이지만 반복적인 허혈로 인해 부분적 신경손

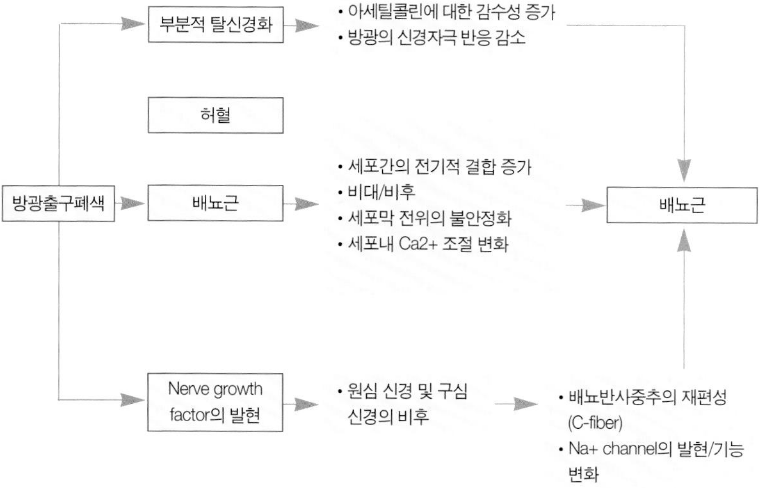

그림 1. 남성과민성방광의 발생기전

상이 초래되어 acetylcholine에 대한 민감성이 증가되는 denervation hypersensitivity와 방광벽의 비후와 세포외기질의 증가 등 구조적인 변화에 연관이 많다. 또한 방광출구폐색시 분비가 증가되는 신경성장인자(nerve growth factor, NGF)에 의해 신경가소성(neural plasticity)가 조성되어 신경세포의 Na 통로의 아형 발현이 변화되고 C-fiber를 매개한 척수배뇨반사가 항진되기도 한다. 결국 배뇨근세포의 electrical coupling이 증가하고 배뇨근세포의 비대, 비후와 세포내 칼슘이온농도의 조절이 변화되어 membrane potential이 불안정해져 배뇨근이 약한 자극에도 쉽게 수축할 수 있는 조건이 만들어 진다고 추정된다. 근래에 과민성방광과 연관된 NGF, ATP, prostaglandin E2, epidermal growth factor 등 요표지자(urinary biomarker)를 이용한 진단과 예후의 예측에 대한 보고가 축적되고 있지만, 임상적인 적용을 위해서는 더 많은 연구가 필요하다.

진단

남성 과민성 방광이나 야간뇨는 전립선 비대증과 관련되어 있는 경우가 많기 때문에 대부분의 경우 전립선 비대증에 대한 검사 및 진단 과정을 거치게 된다. 신경인성 과민성방광의 경우에는 다양한 신경계 질환과 관련이 있기 때문에 이에 대한 확인이 반드시 필요하다. 일반적으로 진단을 위한 검사로 병력청취와 신체검사를 비롯한 기본검사와 추가적인 검사들이 필요하며, 타 질환의 감별도 중요하다(그림 2).

초기 평가

- 자세한 문진 및 병력 청취
- 소변검사, 배뇨일지

↓

전립선 질환에 대한 평가

- 직장수지검사, 전립선특이항원(PSA)
- 요속검사 및 잔뇨량 측정, 증상설문지

→

다른 질환에 대한 감별

- 소변검사 상 혈뇨, 농뇨, 단백뇨, 당뇨
- 육안적 혈뇨 및 배뇨 관련된 통증
- PSA 상승, 직장수지 검사 상 결절(+)

그림 2. 남성과민성방광 및 야간뇨의 진단 알고리즘

1. 기본검사

환자의 병력청취, 신체검사, 요검사 및 배뇨일지 작성 등을 시행한다.

1) 병력청취

환자의 배뇨증상의 양상과 정도를 정확히 판단해야 하며 기타 증상과 연관되는 병력에 대한 자세한 청취가 필요하다.

① 하루 중 수분 섭취와 배뇨

② 주간 및 야간 빈뇨의 유무

③ 주간 및 야간 빈뇨의 횟수 및 배뇨 간격

④ 주간 및 야간 요절박 유무

⑤ 요절박 발생 횟수 및 요절박 강도와 참을 수 있는 시간

⑥ 절박 요실금의 유무 및 요실금의 정도

⑦ 요폐색 증상의 유무: 요줄기의 정도, 요폐 과거력

⑧ 신경계 동반 질환의 유무: 뇌졸중, 척추질환, 뇌손상, 파킨슨병

⑨ 병력 및 수술력: 전립선 수술 및 하복부 및 골반강 내 수술 및 방사선 치료

⑩ 발기부전 및 기타 성기능 장애

⑪ 기저질환 및 약물 복용력: 당뇨약, 혈압약, 이뇨제, 항우울제, 진통제 복용 여부

2) 신체검사

① 복부촉진을 통해 종괴, 탈장, 방광 과팽창 등을 확인한다.

② 직장수지 검사를 통해 전립선의 크기, 경도 모양, 결절 유무를 확인한다.

③ 성기의 모양 및 음경 요도의 상태, 요도 입구 상태를 확인한다.

④ 신경인성 과민성 방광의 경우 항문괄약근과 검사와 같은 비뇨생식기 영역의 감각/반사 검사를 시행해야 한다.

3) 요검사

검사를 통해 혈뇨, 농뇨, 단백뇨, 당뇨, 케톤뇨, nitrite 양성 반응 등의 다른 이상 동반 여부를 확인한다. 일반적으로 dipstick 검사를 통해 시행하고, 이상 있는 경우 요침사 현미경 검사, 요배양 검사 및 요세포 검사 등의 추가 검사를 시행한다. 의미 있는 당뇨와 단백뇨의 경우 내과적 추가 검사가 필요하다.

4) 배뇨일지

배뇨일지에는 하루 24시간 중 배뇨 시각과 배뇨한 양, 요절박 및 절박요실금 발생 시간과 횟수를 기록하며, 3일간의 연속적인 배뇨일지를 작성하는 것을 원칙으로 구체적으로 적을 수 있도록 교육한다. 하루 소변량이 3 리터 이

상인 경우 다뇨증에 해당되며, 야간 다뇨의 경우 취침 중 그리고 아침 첫 소변의 총량이 24시간 전체 소변량의 33% 이상인 경우에 해당된다.

2. 추가검사

1) 설문지

전립선 비대증에서와 같이 남성의 하부요로증상을 평가하는데 있어 IPSS 설문지가 기본적으로 사용되고 있다. IPSS는 저장증상(3문항)과 배뇨증상(4문항) 관련 질문과 삶의 질 관련 질문으로 이루어져 있으며, 증상점수 합에 따라 0~7점 8~19점 20~35점으로 증상 정도를 등급화할 수 있다. 과민성 방광 환자의 진단 및 치료결과 판정에 도움을 줄 수 있는 설문지로 국내에서는 OAB-q 설문지와 OABSS 설문지가 널리 사용되고 있다. OAB-q는 하부요로증상에 관한 질문 8문항과 삶의 질을 평가하기 위한 25개 문항으로 구성되어 있으며, 총 삶의 질 점수를 구할 수 있도록 구성되어 있다. 하부요로증상 관련 8문항은 전혀 지장 받지 않는 상태인 0점에서부터 아주 많이 지장 받는 상태인 5점까지 6단계로 구분하여 1번부터 8번까지 점수를 합산하여 과민성방광 진단에 이용될 수 있다. OABSS는 일본에서 개발된 비교적 간단한 설문지로 빈뇨, 야간뇨, 요절박, 요실금에 대한 4문항으로 구성되어 있으며, 요절박 점수가 2점 이상이면서 총 3점 이상이면 진단이 가능하며, 총점에 따라 경증, 중증, 심각한 상태로 구분이 가능하다.

2) 요배양검사, 요세포검사

일차적인 요검사에서 농뇨를 보이거나 혈뇨와 같이 요로계 종양을 의심할 수 있는 상황에서 추가로 시행한다.

3) 전립선특이항원 검사

남성의 전립선암의 선별검사로 시행되며, 전립선암, 전립선 크기, 전립선의 염증, 기타 전립선에 자극이 일어나는 경우 상승될 수 있고, 정상 수치는 과거 4.0 ng/ml 이하로 되어 있었으나 최근에는 기준이 낮아지는 추세이다. 일반적으로 기대여명이 10년 이상 남은 경우 시행하도록 되어있으나, 하부요로 증상을 동반하는 남성에서는 연령과 관계없이 시행하는 것이 바람직하다.

4) 경직장전립선초음파 검사

동반된 전립선 비대증에 대한 검사 및 치료계획을 세우기 위해 필요하며, 전립선특이항원 수치가 상승되어 있거나, 직장수지 검사 상 결절이 만져지는 경우와 같이 전립선암의 가능성이 존재하는 경우 경직장초음파 검사를 통해 전립선의 모양, 크기, 이상음영 등을 검사한다.

5) 상부요로영상검사

기본 검사 상 측복부 통증이나 불편감 등의 증상이 존재하거나 기타 상부요로의 감염이 의심되는 상황인 경우, 또는 육안적 혹은 현미경학적 혈뇨로 요로계 종양 및 요로결석 등의 가능성이 있는 경우에 복부 초음파, 배설성요로조영술 등을 이용하여 상부요로계를 평가할 수 있다.

6) 방광내시경

과민성방광 진단 후 치료를 시행하였음에도 증상 변화가 없거나 증상이 악화되는 경우 방광 내시경을 이용하여 해부학적인 변화에 대해 검사를 해 볼 수 있다.

7) 요류검사 및 배뇨 후 잔뇨 검사

전립선 비대증을 동반한 경우 환자의 배뇨양상을 쉽게 알 수 있는 검사로서, 환자의 초기 진단 과정 및 치료 중 안전지표로 유용하게 사용된다. 배뇨량에 따라 결과가 달라질 수 있으므로 적어도 2회 이상 측정하며 배뇨량은 150ml 이상이 바람직하다. 배뇨 후 잔뇨 검사는 일반적으로 비침습적인 복부 초음파 검사를 통해 측정하며, 요류 속도가 현저하게 저하되어 있거나, 배뇨 후 잔뇨가 많은 경우에는 과민성방광에 대한 치료만으로 배뇨 증상을 개선시킬 수 없다.

8) 요역동학 검사

요역동학 검사는 방광내압측정술(Cystometry), 압력요류검사(Pressure flow study), 괄약근 근전도검사(Sphincter electromyography,(EMG)), 요도기능 검사(Urethral function test) 등으로 이루어지게 되며, 남성의 경우 대부분 세뇨가 있는 경우에 방광출구 폐색(BOO)과 배뇨근 저활동성(Detrusor underactivity)을 감별하기 위해 시행하는 경우가 많으며, 과민성방광의 경우에는 요역동학 검사를 시행하지 않고도 대부분 진단이 가능한 것으로 알려져 있다. 그러나, 배뇨근 과활동성(Detrusor overactivity)에 의해 발생하는 과민성방광의 경우에는 요역동학 검사로 확진이 가능하다. 또, 일반적인 치료에 반응하지 않은 경우나 배뇨 후 잔뇨량이 많은 경우, 세뇨와 과민성방과 증상이 함께 나타나는 비정상적 패턴을 보이는 경우, 신경학적 질환이 동반되어 있는 경우에 시행해 볼 수 있다. 요역동학 검사 결과와 환자 증상의 연관성을 확인하여 치료 방향을 세우고, 치료 반응에 대한 객관적 평가를 할 수 있다.

3. 감별진단

다른 질환 및 상태로 인한 빈뇨, 요절박 등의 과민성방광 증상은 일차적 질환의 치료로 호전되는 경우가 많기 때문에 다음과 같은 질환에 대해서 감별진단이 필요하다.

① 요로계 결석(방광결석)

② 방광암, 전립선암 등으로 인한 배뇨 증상

③ 요로감염으로 인한 배뇨 증상(전립선염, 요도염)

④ 하부요로폐색, 배뇨근 수축력 저하로 인한 잔뇨량 증가로 인한 빈뇨

⑤ 뇌, 척추를 포함한 신경학적 질환 관련된 신경인성 과민성방광

⑥ 요붕증, 당뇨, 수분섭취 이상 등의 대사질환으로 인한 배뇨 증상

⑦ 간질성 방광염 등과 같이 방광의 통증으로 인한 배뇨증상

⑧ 다발성경화증, 심부전

치료

과민성방광의 약물치료로는 항콜린제를 일차적으로 사용하는데, 이는 방광출구폐색을 동반하게 되는 남성에서는 잔뇨량이 증가하거나 급성 요폐 등의 염려로 의료진은 치료를 망설이게 되고, 환자들은 지속적으로 증상을 호소하게 되고 결과적으로 삶의 질 저하를 초래하게 된다. 과민성방광 증상을 호소하는 많은 남성들이 이에 대한 치료를 제대로 받지 않고 있으며 의사들도 일차치료제로서 과민성방광 약물이 아닌 요배출을 개선하기 위한 전립선 비대증 약물을 선호한다. 이렇듯 남성에서 과민성방광은 간과되고 있으며, 치료의 목표 또한 주로 방광출구폐색에 맞추어 지고 있는 것이 현실이다. 남성 하

reappraisal of classical experimental approaches and development of new therapeutic strategies. J Auton Pharmacol 2001; 21: 219-29.
7. Chapple CR, Artibani W, Cardozo LD, Castro-Diaz D, Craggs M, Haab F, et al. The role of urinary urgency and its measurement in the overactive bladder symptom syndrome: current concepts and future prospects. BJU Int 2005;95:335-40.
8. Dmochowski RR, Gomelsky A. Overactive bladder in males. Ther Adv Urol. 2009 Oct; 1(4): 209-21
9. Dmochowski RR, Sanders SW, Appell RA, Nitti VW, Davila GW. Bladder-health diaries: an assessment of 3-day vs 7-day entries. BJU Int 2005; 96: 1049-54.
10. Dubeau CE, Simon SE, Morris JN. The effect of urinary incontinence on quality of life in older nursing home residents. J Am Geriatr Soc 2006; 54: 1325-33
11. Giannitsas K, Athanasopoulos A. Male overactive bladder: pharmacotherapy for the male. Curr Opin Urol. 2013; 23(6): 515-9
12. Irwin DE, Milsom I, Hunskaar S, Reilly K, Kopp Z, Herschorn S, et al. Population-based survey of urinary incontinence, overactive bladder, and other lower urinary tract symptoms in five countries: results of the EPIC study. Eur Urol 2006;50:1306-14
13. Kaplan SA, Roehrborn CG, Dmochowski R, Rovner ES, Wang JT, Guan Z. Tolterodine extended release improves overactive bladder symptoms in men with overactive bladder and nocturia. Urology 2006; 68: 328-32
14. Mattiasson A, Abrams P, Van Kerrebroeck P, Walter S, Weiss J. Efficacy of desmopressin in the treatment of nocturia: a double-blind placebo controlled study in men. BJU Int 2002; 89: 855-62
15. Milsom I, Abrams P, Cardozo L, Roberts RG, Thuroff J, Wein AJ. How widespread are the symptoms of an overactive bladder and how are they managed? A population-based prevalence study. BJU Int 2001; 87: 760-6
16. Ouslander JG. Management of overactive bladder. N Engl J Med 2004; 350: 786-99
17. Rembratt A, Riis A, Norgaard JP. Desmopressin treatment in nocturia; an analysis of risk factors for hyponatremia. Neurourol Urodyn 2006; 25: 105-9

18. Reynard J. A novel therapy for nocturnal polyuria: a double-blind randomized trial of frusemide against placebo. Br J Urol 1998; 82: 932
19. Vaughan CP, Endeshaw Y, Nagamia Z, Ouslander JG, Johnson TM. A multicomponent behavioural and drug intervention for nocturia in elderly men: rationale and pilot results. BJU Int 2009; 104: 69-74
20. Weatherall M. The risk of hyponatremia in older adults using desmopressin for nocturia: a systematic review and metaanalysis. Neurourol Urodyn 2004; 23:302-5
21. Weiss JP, Blaivas JG, Blanker MH, Bliwise DL, Dmochowski RR, Drake M et al. The New England Research Institutes, Inc. (NERI) Nocturia Advisory Conference 2012: focus on outcomes of therapy. BJU Int. 2013;111:700-16.
22. Williams G, Donaldson R. A novel therapy for nocturnal polyuria: a double blind randomized trial of frusemide against placebo. Br J Urol 1998; 82: 165-6
23. Yoshimura, N., Kaiho, Y., Miyazato, M., Yunoki, T., Tai, C., Chancellor, M.B. et al. Therapeutic receptor targets for lower urinary tract dysfunction. Naunyn Schmiedebergs Arch Pharmacol 2008; 377: 437-48.

음경지속발기증

Priapism

CHAPTER 11

정경우 (스마일정경우비뇨기과)
김제종 (고려의대)
김진욱 (중앙의대)
조강수 (연세의대)

음경지속발기증

Priapism

서 론

음경지속발기증(priapism)이란 성적자극이나 욕구 없이 동통성 발기가 지속되는 것을 의미하며, 그리스 신화에서 다산과 풍요의 신인 Priapus에서 유래된 용어이다. 발기부전의 진단과 치료에 발기유발제가 도입된 이후 음경지속발기증의 발생빈도와 후유증은 증가하고 있는 추세이며, 발기유발제로인한 음경지속발기증은 4~6시간이상 음경발기가 지속되는 것으로 정의되기도 한다. 음경지속발기증은 신생아에서부터 노인에 이르기까지 심지어 발기부전환자에서도 발생할 수 있는 비뇨기과적 응급질환으로 초기에 적절한 치료를 하지 않을 경우 음경해면체의 섬유화와 발기부전을 초래하기도 한다.

약제 에 비해 심혈관계 부작용이 적어 주로 사용된다. Phenylephrine은 100~250㎍ (maximum 1,000㎍)을 발기가 소실될 때까지 5~10분 간격으로 주사할 수 있으며, 고혈압, 두통, 반사적 서맥, 빈맥, 심계항진, 부정맥 등의 부작용이 있을 수 있기 때문에 심혈관계 위험도가 높은 환자의 경우 혈압과 심전도 모니터링이 필요하다. 해면체내 약물 투여 시 효과를 높이기 위해 정체되어 있는 해면체내 혈액을 배출시켜야 한다. 하지만 허혈성 음경지속발기증의 지속시간이 짧은 경우 혈액 배출이 필요하지 않을 수도 있다(표 2). 기저질환이 있는 허혈성 음경지속발기증 환자의 경우 해면체내 치료와 적절한 전신치료가 병행되어야 한다. 겸상적혈구병, 혈액학적 질환 및 전이성암 등이 이에 해당한다. 겸상적혈구병에 의한 음경지속발기증의 경우 진통제, 수분보충, 산소공급, 수혈 등의 내과적 치료가 필요하며, 허혈성인 경우 해면체내 치료를 함께 시행해야 하고 비허혈성인 경우 보존적 치료를 시행하면 된다.

허혈성 음경지속발기증이 48~72시간 이상 경과된 경우 해면체내 치료에 반응할 가능성이 떨어지므로 수술적 단락술(surgical shunt)을 시행해야 한다. 수술적 단락술은 정맥혈이 음경해면체에서 요도해면체로 배출되도록 단락을 만들어 주는 것으로 다양한 방법들이 소개되어 있다. 원위부 귀두해면체단락술(distal cavernoglanular shunt)이 가장 쉽고 합병증이 적어 우선적으

표 2. 음경의 이완을 유도하는 알파 아드레날린성 작용제

약제	용량	약제조성
Ephedrine	10–50mg/ml	1ml of 50mg /ml or 4ml of NS
Epinephrine	10–20㎍/ml	1ml of 1:10,000 epinephrine to 4 or 9ml of NS
Norepinephrine	10–20㎍/ml	1ml of 1 mg/ml to 49 or 99ml of 5% DW
Phenylephrine	100–250㎍/ml	1ml Of 10 mg/ml to 39 or 99ml NS

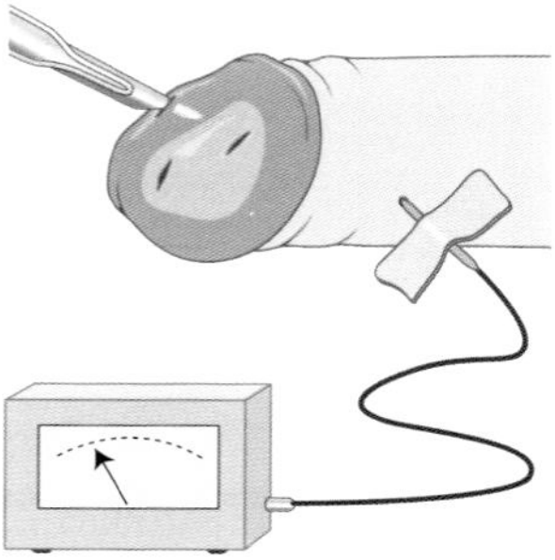

그림 2. Glans-cavernosal (Ebbehoj) shunt

로 시행할 수 있다. 귀두에 굵은 바늘을 관통시키는 Winter shunt와 메스를 이용한 Ebbehoj shunt와 Lue 술식, 음경해면체 첨단의 음경백막을 절제하는 Al-Ghorab shunt가 있다. 이 중 Al-Ghorab 술식이 가장 효과적이나, 침습도가 높아 이차적으로 사용된다(그림 2). Lue 술식은 메스를 이용하여 경피적으로 귀두와 백막 사이에 T-shunt를 만들게 되며, 요도 손상을 방지하는데 효과적이다. 원위부 단락술이 실패한 경우에는 근위부 단락술을 시행한다. 음경 근위부에 절개를 해서 음경해면체와 요도해면체 사이에 단락을 만드는 Quackles 혹은 Sacher shunt와 saphenous vein을 이용하여 한쪽 음경해면체와 단락을 만드는 Grayhack shunt 등이 있다. 근위부 단락술의 경우 요도누공, 화농성 해면체염과 같은 심각한 합병증이 발생할 수 있고, Grayhack 술식 후 폐색전증이 보고되어 있다(그림 3, 4). 대부분의 단락은 닫히므로 단락 술식으로 인해 발기부전이 발생하지는 않는다. 따라서 단락 술식 후 발생한 발기부전은 치료의 합병증이라기 보다는 장시간 지속된 음경지속발기증으로 인한 결과일 가능성이 높다. 장시간 경과한 허혈성 음경지속발기증에서 보존적 치료로 실패한 경우 수술적 단락술에 실패할 가능성이 높으며, 음경의 섬

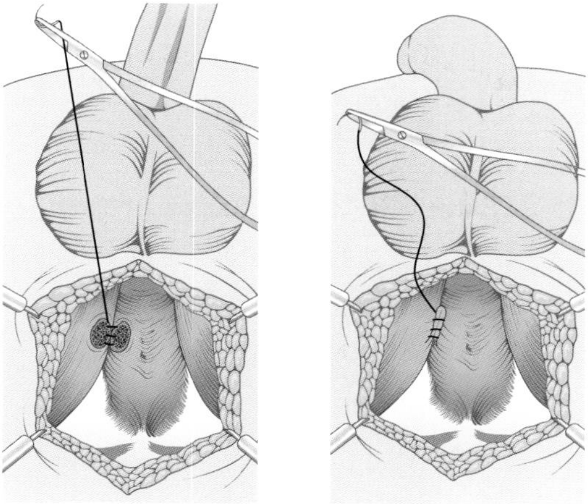

그림 3. Cavernoso-spongiosal (Quackels) shunt

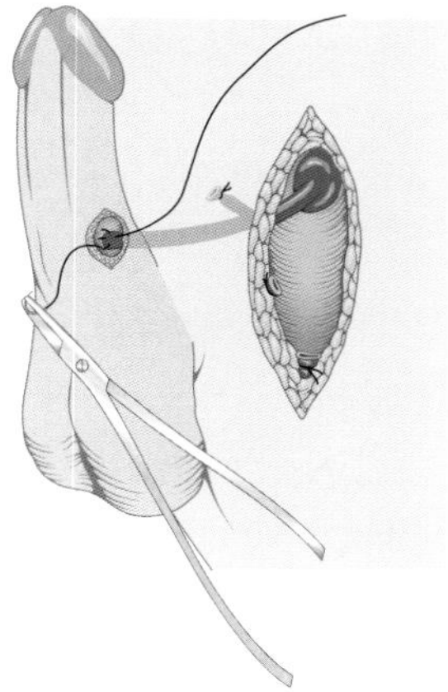

그림 4. Cavernoso-saphenous vein (Grayhack) shunt

유화 및 길이 단축이 발생하여 추후 음경보형물삽입술 시행이 어려우며 합병증 발생가능성이 높아진다. 따라서 Rees 등은 이러한 환자에서 즉각적인 음경보형물삽입술을 시행할 것을 주장한 바 있다.

2. 비허혈성 음경지속발기증(Nonischemic priapism)

비허혈성 음경지속발기증의 초기치료는 보존적 치료이다. 비허혈성 음경지속발기증의 경우 62%에서 자연소실을 보인다. 하지만 환자가 신속한 증상소실을 원하는 경우라면 선택적 동맥색전술이나 수술과 같은 침습적인 치료를 바로 할 수 있다. 이 때 반드시 자연소실의 가능성과 치료 후 합병증의 위험도 및 시술이 지연되어도 심각한 합병증은 생기지 않는다는 것에 대해 자세히 설명을 하여야 한다. 선택적 동맥색전술은 에 사용되는 물질은 가역적(autologous clot, absorbable gels)이든 영구적(coils, ethanol, polyvinyl alcohol particles, and acrylic glue)이든 치료효과는 약 75%로 비슷하나, 가역적인 물질이 발기부전이 적어 선호된다. 색전술의 합병증으로 회음부 농양이 생길 수 있다. 선택적 동맥색전술로 치료가 되지 않는 경우에는 수술적 치료를 고려할 수 있는데, 성공률은 63%, 발기부전 은 50% 정도이다.

3. 재발성 음경지속발기증(Recurrent or Stuttering Priapism)

모든 재발성 음경지속발기증은 원칙적으로 허혈성 음경지속발기증의 원칙에 따라 치료해야 한다. 하지만 이러한 경우 치료도 중요하지만 예방적 요법을 함께 고려해야 한다. 예방요법에는 전신치료, 해면체내 교감신경흥분제 자가주사요법, 음경보형물삽입술 등이 있다. 전신치료에는 호르몬치료, baclofen, digoxin, terbutaline이 소개되고 있지만 이중 호르몬 치료가 가장 효과적인 것으로 알려져 있다. 하지만 호르몬 치료는 불임이나 성장판의 조기폐쇄를 유발하므로 반드시 성인에서 사용해야 한다. PDE5 억제제는 음경지속발기증의 발생기전과 유사한 작용을 초래하게 되나, 저용량에서는(sildenafil 일일 25mg, 또는 tadalafil 5mg 주간 3회에 해당량) 역설적으로 재발성 음경지속발기증을 경감하거나 예방하는 효과를 보인다. 다만, 이러한 PDE5 억제제의 사용은 음경 해면체의 이완이 충분히 이루어진 상태에서 시작되어야 하며, 치료 효과가 보이기까지에는 치료 시작 후 1주 정도지연을 예상해야 한다. 해면체내 자가주사요법으로 phenylephrine을 사용할 수 있는데 환자에게 주사위치, 용량, 부작용 및 치료가 필요한 발기지속시간 등에 대한 충분히 교육을 해야 한다.

4. 기타 내과적 치료

음경지속발기증의 치료로 여러 가지 약물치료에 대한 보고들이 있다. 겸상적혈구병과 연관된 음경지속발기증에 대한 hydroxyurea, 비허혈성 음경지속발기증에 대한 methylene blue, 허혈성 음경지속발기증에 대한 streptokinase 같은 혈전용해제와 tissue plasminogen activator에 대한 보고들이 있다. 하지만 이러한 치료들은 아직 정립이 되지 않아 추천되지는 않는다.

■ 참고문헌

1. Berger R, Billups K, Brock G, et al. Report of the American Foundation for Urologic Disease (AFUD) Thought Leader Panel for evaluation and treatment of priapism. Int J Impot Res 2001;13(suppl 5):S39-S43
2. Bruhlmann W, Pouliadis G, Hauri D, Zollikofer C.A new concept of priapism based on the results of arteriography and cavernosography. Urol Radiol 1983;5:31-6

3. Bschleipfer TH, Hauck EW, Diemer TH, et al. Heparin-induced priapism. Int J Impot Res 2001;13:357-9
4. Champion HC, Bivalacqua TJ, Takimoto E, et al. Phosphodiesterase-5A dysregulation in penile erectile tissue mechanism of priapism. PNAS 2005; 102(5): 1661-6
5. Compton MT, Miller AH.Priapism associated with conventional and atypical antipsychotic medications: A review. J Clin Psychiatry 2001;62:362-6
6. Daley JT, Watkins MT, Brown ML, et al. Prostanoid production in rabbit corpus cavernosum. II. Inhibition by oxidative stress. J Urol 1996;156:1169-73
7. De Stefani S, Savoca G, Ciampalini S, et al. Urethrocutaneous fistula as a severe complication of treatment for priapism. BJU Int 2001;88:642-3
8. Dittrich A, Albrecht K, Bar-Moshe O, Vandendris M. Treatment of pharmacological priapism with phenylephrine. J Urol 1991;146:323-4
9. Ebbehoj J. A new operation for priapism. Scand J Plast Reconstr Surg 1974;8:241-2
10. Emond AM, Holman R, Hayes RJ, Serjeant GR. Priapism and impotence in homozygous sickle cell disease. Arch Intern Med 1980;140:1434-7
11. Ercole CJ, Pontes JE, Pierce JM Jr. Changing surgical concepts in the treatment of priapism. J Urol 1981;125:210-1
12. Fassbinder W, Frei U, Issantier R, et al. Factors predisposing to priapism in haemodialysis patients. Proc Eur Dial Transplant Assoc 1976;12:380-6
13. Feldstein VA. Posttraumatic "high flow" priapism: Evaluation with color flow Doppler sonography. J Ultrasound Med 1993;12:589-93
14. Foda MM, Mahmood K, Rasuli P, et al.High-flow priapism associated with Fabry's disease in a child: A case report and review of the literature. Urology 1996;48:949-52
15. Gallagher JP. A lesson in neurology from the hangman. J SC Med Assoc 1995;91:38
16. Grayhack JT, McCullough W, O'Connor VJ Jr, Trippel O. Venous bypass to control priapism. Invest Urol 1964;58:509-13
17. Greschner M, Krautschick A, Alken P.High-flow priapism leading to the diagnosis of lung cancer. Urol Int 1998;60:126-7

18. Harmon JD, Ginsberg PC, Nachmann MM, et al. Stuttering priapism in a liver transplant patient with toxic levels of FK506. Urology 1999;54:366
19. Hebuterne X, Frere AM, Bayle J, Rampal P.Priapism in a patient treated with total parenteral nutrition. JPEN J Parenter Enteral Nutr 1992;16:171-4
20. Hettiarachchi JA, Johnson GB, Panageas E, et al. Malignant priapism associated with metastatic urethral carcinoma. Urol Int 2001;66:114-6
21. Hinman F. Priapism. Ann Surg 1914;60:689-716
22. Kandel GL, Bender LI, Grove JS. Pulmonary embolism: A complication of corpussaphenous shunt for priapism. J Urol 1968;99:196-7
23. Lee M, Cannon B, Sharifi R.Chart for preparation of dilutions of alpha-adrenergic agonists for intracavernous use in treatment of priapism. J Urol 1995;153:1182-3
24. Levine LA, Estrada CR, Latchamsetty KC. Idiopathic ischemic priapism. Preventing recurrence. Contemp Urol 2004;16:25-34
25. Lomas GM, Jarow JP. Risk factors for papaverine-induced priapism. J Urol 1992;147:1280-81
26. Mantadakis E, Ewalt DH, Cavender JD, et al. Outpatient penile aspiration and epinephrine irrigation for young patients with sickle cell anemia and prolonged priapism. Blood 2000;95:78-82
27. Montague DK, Jarow J, Broderick GA, et al, members of the Erectile Dysfunction Guideline Update Panel. American Urological Association guideline on the management of priapism. J Urol 2003;170:1318-1324
28. Moon DG, Lee DS, Kim JJ. Altered contractile response of penis under hypoxia with metabolic acidosis. Int J Impot Res 1999;11:265-71
29. Nelson JH, Winter CC: Priapism.Evolution of management in 48 patients in a 22-year series. J Urol 1977117:455-8
30. Papadopoulos I, Kelami A. Priapus and priapism from mythology to medicine. Urology 1988;32:385-6
31. Powell BL, Craig JB, Muss HB. Secondary malignancies of the penis and epididymis: A case report and review of the literature. J Clin Oncol 1985;3:110-6
32. Quackels R. Treatment of a case of priapism by cavernospongious anastomosis. Acta Urol Belg 1964;32:5-13

33. Rees RW, Kalsi J, Minhas S, et al. The management of low-flow priapism with the immediate insertion of a penile prosthesis. BJU Int 2002;90:893-7
34. Ricciardi R Jr, Bhatt GM, Cynamon J, et al. Delayed high flow priapism: Pathophysiology and management. J Urol 1993;149:119-21
35. Rolle L, Bazzan M, Bellina M, Fontana D. Coagulation and fibrinolytic activity of blood from the corpus cavernosum. Arch Ital Urol Nefrol Androl 1991;63:471-3
36. Rubin SO. Priapism as a probable sequel to medication. Scand J Urol Nephrol 1968;2:81-5
37. Sacher EC, Sayegh E, Frensilli F, et al. Cavernospongiosum shunt in the treatment of priapism. J Urol 1972;108:97-100
38. Sandock DS, Seftel AD, Herbener TE, et al. Perineal abscess after embolization for high-flow priapism. Urology 1996;48:308-11
39. Sauzeau V, Rolli-Derkinderen M, Marionneau C, et al. RhoA expression is controlled by nitric oxide through cGMP-dependent protein kinase activation. J Biol Chem 2003; 278: 9472-80
40. Schreibman SM, Gee TS, Grabstald H. Management of priapism in patients with chronic granulocytic leukemia. J Urol 1974;111:786-8
41. Siegel S, Streem SB, Steinmuller DR. Prazosin-induced priapism. Pathogenic and therapeutic implications. Br J Urol 1988;61:165
42. Sur RL, Kane CJ. Sildenafil citrate-associated priapism. Urology 2000;55:950
43. Teixeira CE, De Oliveira JF, Baracat JS, et al. Nitric oxide release from human corpus cavernosum induced by a purified scorpion toxin. Urology 2004;63:184-9
44. through cGMP-dependent protein kinase activation. J Biol Chem 2003;278:9472-80
45. tissue is a mechanism of priapism. Proc Natl Acad Sci USA 2005;102:661-6
46. Virag R. About pharmacologically induced prolonged erection. Lancet 1985;1:519-20
47. Winter CC, McDowell G.Experience with 105 patients with priapism: Update review of all aspects. J Urol 1988;140:980-3
48. Winter CC. Cure of idiopathic priapism: New procedure for creating fistula between glans penis and corpora cavernosa. Urology 1976;8:389-91

여성 성기능장애

Female sexual dysfunction

CHAPTER 12

김세철 (서남의대)
박광성 (전남의대)
김수진 (가톨릭의대)
윤하나 (이화의대)

여성 성기능장애

Female sexual dysfunction

서론

여성 성기능장애는 여성의 30~50%를 차지할 정도로 남성보다 이환율이 높으며 연령이 증가할 수록 빈도가 높다. 성기능 장애의 유병률은 조사 대상군의 연령, 폐경 여부 등 인구학적 특징에 따라 다르지만 국내의 연구에서도 다른 아시아권의 연구와 유사한 결과를 보여주고 있다. 504명을 대상으로 한 국내 연구에서 성적흥미감소가 44.0%, 성각성장애 49.0%, 질 분비물 부족 37.0%, 극치감 곤란이 32.0%, 성교통이 34.6%, 성만족도 감소가 37.0%로 보고되었다. 20~40대 폐경 전 여성 629명을 대상으로 FSFI 점수 25를 절단점수(cut-off score)로 하여 성기능장애 유병률을 살펴본 연구에서는 전체의 42.9%가 성기능장애였으며, 연령별로는 20대 31.3%, 30대 41.6%, 그리고 40대 51.8%로, 연령이 높아질수록 성기능장애 유병률이 증가하였다. 한편, 건강검진을 위해 내원한 20~50대 여성 대상 연구에서는 17.2%에서 성욕 장애, 9.4% 에서 극치감 장애, 3.2%에서 흥분 장애가 있는 것으로 파악되었다. 폐경 여부를 따로 구분하지 않고 분석한 이 연구에서는 통증장애는 46.8%였다. 여성 성기능 장애는 많은 연구에서 공통적으로 나이가 들거나, 폐경인 경우 유병률이 증가하는 양상을 보여준다.

여성성기능장애의 원인은 남성에서와 같이 혈관성,신경성,약물 등 다양한 기질적원인이 있지만 여성은 남성의 경우보다 다양하고 복잡한 양상을 띠고 있다.이는 해부학적구조가 복잡하고 호르몬변화와 폐경기가 있으며 심리적인 영향을 상대적으로 많이 받기 때문이다(표 1).

여성성기능장애의 분류, 진단 및 치료는 이번에 개정되는 길라잡이에서 최신지견을 많이 반영을 하였으나 여성성기능장애분야의 발전에 따라 매년 새로운 지침과 방법들이 소개되고 있어 환자의 진단과 치료시에충분한 설명과 이해가 필요할 것으로 본다.

표 1. **여성성기능장애 유발질환**

혈관질환	당뇨병, 고혈압, 동맥경화증, 심장병, 골반내수술, 골반손상
신경질환	당뇨병, 다발경화증, 척수병증, 다발신경병증, 골반내수술, 골반손상
종양	유방암, 자궁경부암, 자궁내막암, 난소암, 직장암
약제복용	안정제, 항우울제, 항고혈압제, 시메티딘, 경구용피임약
부인과 및 비뇨기계병	질 및 자궁경부염증, 자궁내막증, 골반염증병, 자궁후굴, 음부질전정염, 요실금
정신과 병	우울증, 간질, 성병 및 임신에 대한 공포심, 성적외상
폐경기 및 고령	질위축, 치료약제 복용, 노화
기타	요독증, 혈액투석, 크론병, 류마티스관절염, 전신경화증, 과프로락틴혈증, 항문병

분류 및 진단

여성 성기능장애는 1998년 American Foundation of Urologic Disease 에서 제안한 성욕구 장애, 성각성 장애, 극치감 장애, 성동통 장애의 4가지 분류를 바탕으로 이후 여성에서 성기능장애가 개인적인 고통을 유발하는 원인이 될 수 있다는 개념을 포함한 새로운 여성 성기능장애의 분류 기준이 2004년 Second International Consensus of Sexual Medicine 에 의해 개정되었다. 과거에는 성욕구 장애에 성욕저하증과성혐오증이 포함되었고 성각성 장애에는 주관적 성각성장애, 외성기 각성장애, 지속성 성각성 장애가 포함되었다. 그리고 성교통, 질경련, 비성교성 동통을 성동통 장애에 포함되는 것으로 하였다. 그러나 2004년 개정된 여성 성기능장애 분류는 각각의 여성 성기능장애를 유발하는 원인에 따라 9가지로 여성 성기능장애를 분류하였다(표 2).

여성 성기능장애의 진단을 위해서는 문진, 신체검사 및 여성 성기능장애 평가를 위한 설문지를 이용할 수 있다. 문진 및 신체검사를 통해 필요한 경우 혈액검사와 외성기 혈류 검사의 시행이 가능하다.

1. 문진

성생활에 대한 부분 뿐만 아니라 성기능 장애에 영향을 미칠 수 있는 내과적 질환, 약물 복용력, 수술에 대한 과거력 조사 및 불안과 우울증등과 같은 정신 질환 및 성상대와의 관계에 대한 심리적 요인에 대한 문진이 필요하다. 성기능 장애의 원인이 성욕구, 성각성, 성극치감 중 어떠한 부분과 관련이 있는지 알아보기 위해서는 자세한 성생활에 대한 조사가 필요하다. 환자가 느끼는 성생활의 문제점이 무엇이며 언제 시작되었으며 빈도가 어떠한지, 성상대자에 따라

표 2. 여성 성기능장애 분류(Second International Consensus of Sexual Medicine 개정판)

성욕구 장애 (Hypoactive Sexual Desire Disorder)	성적 관심이나 성행위 및 성적 환상에 대한 욕구가 전혀 없거나 현저하게 감소하여 만족스러운 성행위가 불가능함.
주관적 성각성장애(Subjective Sexual Arousal Disorder)	성적 자극에 의해 충분한 성적 흥분이 전혀 일어나지 않거나 현저히 저하되어 만족스러운 성행위가 불가능한 상태. 그러나 성적 자극에 의한 질액의 분비(vaginal lubrication)등과 같은 신체적 반응은 일어날 수 있음.
성기 각성장애(Genital Sexual Arousal Disorder)	성적 자극에 의해 외음부 팽창 및 질액의 분비 등과 같은 성적 흥분에 의한 성기의 변화가 전혀 또는 거의 일어나지 않아 만족스러운 성행위가 불가능함. 성기 애무에 의한 성적 감각이 저하됨. 그러나 성기와 관계 없는 성적 자극에 의해 주관적인 성적 흥분을 일어날 수 있음.
복합 외성기 및 주관적 성각성 장애(Combined Genital and Subjective Arousal Disorder)	모든 종류의 성적 자극에 의한 성적 흥분이 전혀 또는 거의 일어나지 않는 상태로 성적 자극에 의한 질액의 분비등과 같은 성기의 변화도 저하되어 만족스러운 성행위가 불가능함. 주관적 성각성장애와 성기 각성장애가 복합적으로 동시에 나타남.
지속성 성각성장애(Persistent Sexual Arousal Disorder)	성적 관심이나 성욕이 없는 상태에서 원하지 않는 성적 흥분(Genital arousal)이 발생하는 것. 성적 흥분은 성극치감에 의해 해소되지 않으며 성적 흥분감은 수시간에서 수일까지 지속될 수 있음.
여성 극치감 장애(Women' s Orgasmic Disorder)	충분한 성욕과 성적 흥분에도 불구하고 성극치감에 도달하기 어렵거나 불가능하여 만족스러운 성행위가 불가능함.
성교통(Dyspareunia)	지속적이고 반복적인 통증으로 질 내로 음경의 삽입이 어려워 성행위가 불가능함.
질경련(Vaginismus)	성행위에 대한 여성의 욕구에도 불구하고 질의 통증성 경련에 의해 음경, 자위기구를 포함한 어떠한 물체도 질 내로 삽입이 되지 않아 성행위가 불가능함.
성혐오증(Sexual Aversion Disorder)	성행위와 연관이 있는 모든 성적 활동에 대한 극도의 불안이나 혐오감으로 성행위가 불가능함.

변화는 없는지, 성행위시 통증이 성상대자에 의한 것인, 성행위의 문제가 특정 질환의 진단이나 약물의 복용과 관련이 있는지, 성상대자의 성기능에 문제로 인한 것인지 등에 대한 문진이 필요하다. 여성 성기능장애 설문지는 문진을 바탕으로 여성의 성적 증상에 대한 평가에 도움이 될 수 있다. 가장 보편적으로 사용되는 설문지로는 한국어로 타당도가 검증된 여성성기능지수(Female Sexual Function Index; FSFI)가 있다. 이 외에도 배뇨 장애가 동반된 여성 성기능장애 환자에서 Golombok-Rust Inventory of Sexual Satisfaction (GRISS), ICIQ-FLUTSsex (BFLUTS), Pelvic organ prolapsed/Urinary Incontinence Sexual Questionnaire (PISQ), Brief Index of Sexaul Function for Women (BISF-W), Sexual Quality of Life-Female (SQOL-F) 등의 설문지가 있다.

성생활에 대한 문진과 함께 생리 및 폐경 여부, 임신 횟수, 정상 분만 여부, 불임, 성전파성 질환의 경험 등의 여성생식계통 및 당뇨, 신부전, 고혈압, 고지혈증 등과 같은 만성질환, 척수 손상 등의 신경계 질환, 생식샘저하증 과 갑상선질환 등의 내분비계 질환, 골반 골절과 같은 외상, 성욕과 성극치감의 감소와 관계가 있는 과민성방광 및 요실금과 같은 배뇨장애와 골반장기탈출증 등의 비뇨계 질환, 개인적 심리 상태 및 정신 질환과 장기간 경구 피임약 복용에 의한 성욕 감소 등과 같이 여성의 성기능에 영향을 미칠 수 있는 약물에 대한 자세한 조사가 필요하다 .

2. 신체검사

신체검사는 해부학적인 비뇨생식계의 이상 여부와 여성 생식기의 국소적인 통증이나 동통이 있는지 확인하기 위하여 시행한다. 성기의 위축(atrophy), 비정상적인 분비물 여부, 질염의 소견이 있는지, 외음부 이상, 바르톨린선과 스킨선(Bartholin or Skene gland)의 이상 여부, 음핵, 요도게실, 회음절게술 흉터에 대한 관찰이 필요하다. 질경련 여부에 대한 평가를 위해 항문올림근(levatorani muscle)의 촉진과 질경을 이용한 내진으로 골반장기탈출증에 대해 확인 한다. 여성 성기능장애는 내과적 질환 과 신경계 이상과도 연관이 있으므로 생식기에 대한 검사 뿐만 아니라 혈압을 포함한 전신 상태 및 필요한 경우 신경학적 검사도 함께 시행되어야 한다.

3. 혈액검사

모든 여성 성기능장애 환자에서 성호르몬에 대한 혈액검사를 시행하는 것은 권유하지 않으며 문진과 신체검사를 바탕으로 혈액 검사의 필요성이 있는 환자에서 선택적으로 고려한다. 에스트로겐, DHEA sulfate, androstenedione, 총테스토스테론, 유리테스토스테론, SHBG, dihydrotestosterone, TSH, LH, FSH, 프롤락틴 등을 평가 한다. 성욕 감소를 호소하는 여성은 테스토스테론 검사가 필요하며 총테스토스테론 보다 유리테스토스테론의 혈중 농도가 여성의 성기능에 중요하다. 여성의 유리테스토스테론 정상 혈중 농도는 0.6~0.8 ng/dl 이며 혈액 검사에서 측정된 테스토스테론과 SHBG 로 유리테스토스테론 수치를 계산할 수 있다. 그러나 여성에서 연령 변화에 따른 테스토스테론의 정상 혈중 농도에 대한 기준이 아직 마련되어 있지 않고 남성에 비해 정상적으로 매우 낮은 여성의 테스토스테론을 정확하게 측정할 수 있는 검사 방법이 없어 이에 대한 고려가 필요하다.

4. 외성기 혈류 검사

정상적인 성각성에 의한 혈류의 증가로 음핵, 음순, 질의 울혈이 일어나는데 죽상동맥의경화성 변화(atherosclerotic change)에 의한 음핵, 음순, 질로의 혈류감소는 성각성 장애를 유발 할 수 있다. 그러므로 외성기 혈류 검사는 동맥의 경화성 변화의 원인이 되는 심혈관계 위험 인자들을 가지고 있거나, 골반 골절의 과거력이 있는 여성과 치료에 반응하지 않는 성각성 장애를 호소하는 경우 시행할 수 있다. 질과 음핵의 질광혈량측정법(vaginal photoplethysmography), 음핵과 음순의 복합 도플러 초음파(Duplex Doppler ultrasonography) 로 검사가 가능하다. 최근 MRI를 이용하여 조직의 용적과 혈류의 변화를 측정하여 여성 성기의 functional anatomy 에 대한 평가가 가능해져 일부에서 MRI를 이용한 검사를 시도하고 있다.

치료

남성에 비해 매우 복합적이고 복잡한 여성의 성반응 기전을 고려하면, 여성의 성기능 장애는 그 원인을 파악하고 치료함에 있어서 성행위에 관계되는 전 과정을 고려하여야 한다. 따라서 치료를 할 때, 다방면적인 접근이 필요하며, 어떤 경우든지 심리적인 지지 요법 또는 성생활에 영향을 줄 수 있는 잠재적인 스트레스나 우울 성향에 대한 이해와 치료가 필요할 수 있음을 숙지하여야 한다.

또한 일반적 요법을 기본적으로 시행하면서 성기능 장애의 유형에 따른 원인별 치료를 함께 적용하는 것이 가장 효과적일 것이다.

1. 일반적 요법(General management)

1) 환자 면담과 교육

여성 성기능 장애 환자의 치료를 시작하면서 가장 기본적으로 이루어져야 할 것은 상담을 통한 적절한 성 지식의 제공과 성 상대자와의 성 생활에 대한 의사의 충분한 이해, 환자와 성 상대자 간의 잘못된 성 지식이나 습관은 없는지 등을 파악하는 것 이다.

특히 이 부분은 전통적으로 남성 중심의 가부장적 사회구조를 가지고 우리나라의 현실적 여건에서는 가장 절실하면서도 가장 이루어지지 않고 있는 부분이기도 하다. 병원을 찾게 되는 환자들 중 상당수는 성 상대자 모르게 치료받기를 원한다. 따라서 임상의들은 환자 치료를 시작하기에 앞서 충분한 의사-환자 간의 신뢰관계를 형성해야 하고, 성상담을 통한 부부생활에 대한 올바른 성교육 정보를 제공해야 한다. 성 생활은 부부 중 어느 한 쪽의 노력만으로 이루어지는 것이 아니며, 효과적인 치료를 위해서는 다각도에서 성 상대자의 참여가 상당히 중요함을 이해시켜야 한다.

필요에 따라 정신과적 치료 또는 심리 상담치료가 이루어질 수 있도록 해주며, 치료 기간 동안 환자와 성 상대자의 관계에 어떤 변화가 있는지(예를 들면 갈등 관계의 해소, 환자가 호소하는 문제에 대해 성 상대자의 태도 변화, 환자 스스로 생각하는 변화 등등)를 자주 확인해 보는 것이 좋다.

2) 가역적 원인의 교정

생활 습관 중 흡연, 음주, 습관성 약물 복용, 과격한 운동, 식이요법 등도 성기능에 영향을 미칠 수 있으므로 적절히 조절하도록 하여야 한다. 또한 만성적인 스트레스, 만성 피로, 우울증 역시 성기능에 영향을 줄 수 있으므로 가능한 원인을 찾아 제거하도록 하거나 적절한 치료를 시작하여야 한다. 한편, 항우울제를 복용하고 있는 경우 선택적 세로토닌 수용체 억제제(SSRI) 를 복용중이라면 성욕감소, 성 흥분, 극치감 지연의 부작용이 적은 부프로피온(bupropion hydrochloride)으로 전환하도록 한다. 시메티딘(cimetidine), 라니티딘(ranitidine) 등의 H2 수용체 억제제 역시 성욕 감퇴 효과가 있으므로 약물복용을 중지하거나 성기능 감퇴 효과가 없는 파모티딘(famotidine)으로 약제를 변경하도록 한다. 장기간의 경구피임약 복용은 혈중 유리 테스토스테론의 감소로 성기능 장애가 유발될 수 있다. 따라서 이 경우 피임약 복용을 중단하고 비경구용 피임 방법을 이용하게 하거나, 꼭 피임약이 필요하다면 남성호르몬을 추가 투여하는 방법을 고려해볼 수 있다.

2. 성욕 장애 및 성각성 장애의 치료

여성 성기능 장애 치료약으로 특화하여 개발 중인 약물들이 있으나 아직 승인되어 시판되고 있지는 않으므로 약물 치료를 시도할 때에는 사용 약물에 대한 충분한 설명과 이해가 우선 되어야 한다.

1) 호르몬 보충요법(Hormone supplementation)

중추신경계의 높은 에스트라디올(estradiol) 농도는 성행동을 조절할 수 있다. 또한 에스트라디올(estradiol)은 프로제스테론(progesterone) 수용체 발현을 증진시켜 신경망의 활성을 조절한다. 신경계뿐 만 아니라 호르몬부족으로 인한 전신증상, 질환경의 변화 등이 여성 성기능장애를 더욱 악화시키는 데 기여하므로 적절한 호르몬 환경을 유지시키는 것은 치료에서 매우 중요하다.

(1) 에스트로겐과 프로제스테론 치료

① 폐경 전 여성의 치료

정상적으로 배란을 하고 생리주기가 규칙적인 여성의 성기능 장애에 에스트로겐(estrogen)이나 프로제스테론(progesterone)이 효과적인가에 대해서는 근거가 없다. 반면, 생리주기가 불규칙적이거나 자궁 내막증 등 다른 병인이 있어서 치료가 필요하며 정상적인 주기로 배란을 하지 못하는 경우 , 무월경, 과다 월경 등은 폐경 전이라도 호르몬 치료가 필요한 경우이다. 그러나 에스트로겐, 프로제스테론의 외부 주입, 가장 흔하게 이용되는 경구용 피임 제제를 이용한 호르몬 치료 등은 SHBG와 안드로겐의 체내 농도 변화를 불러와 결국에는 성 기능에 영향을 줄 수 있다. 따라서, 폐경 전 여성에서 호르몬 치료가 필요한 경우에는 치료 전 기본적인 호르몬 상태의 점검과 주기적으로 SHBG와 안드로겐 수치를 모니터 할 필요가 있다.

② 폐경 후 여성의 치료

폐경 후 여성은 적절한 에스트로겐 수치가 유지될 수 있도록 보충해 주는 것이 우선적으로 필요하다. 폐경으로 에스트로겐(estrogen)이 감소되어 흔히 생기는 위축성 질염, 에스트로겐 감소로 질 산도 변화의 결과로 병원성 세균총 증가로 인한 빈번한 세균성 질염, 외음부 피부의 위축 등은 호르몬 보충 치료로 개선될 수 있다.

일반적인 전신 투여 방법은 경구 투여가 보편적이며, 그 밖에 피부에 붙이는 패취 제제, 피하 주사가 사용된다. 자궁 절제로 자궁이 없는 경우에는 에스트로겐 제제만, 자궁이 있는 경우에는 자궁 내막암의 예방을 위해 프로제스테론이 함유되어 있는 제제를 사용하는 것이 일반적이다.

국소 투여법으로 질 점막에 도포하는 연고, 질정, 질 내 삽입하는 에스트로겐이 함유 된 링 등이 있으며, 국내에서는 연고제가 사용 가능하다. 유방암, 자궁암 등 전신적인 부작용을 피하고 에스트로겐 보충 효과를 얻기 위한 방법으로 많이 사용된다. 에스트로겐의 투여만으로는 유리 테스토스테론이 감소하여 성욕감소, 성적 반응 감퇴 등이 병발할 수 있으므로 에스트로겐 투여를 결정할 때 이를 고려하여 소량의 남성 호르몬을 병용할 수 있다. 합성 에스트로겐으로 약한 남성 호르몬의 효과가 있는 티볼론(tibolone) 제제를 투여하면 효과적이다.

(2) 테스토스테론(Testosterone)

안드로겐 부족 증후군(androgen insufficiency syndrome)과 같은 경우 테스토스테론(testosterone) 보충 치료가 도움이 될 수 있다. 테스토스테론 보충으로 안드로겐 생성의 감소로 발생한 골 소실, 근력 감퇴, 기억력 감퇴, 인지 기능의 변화와 함께 성기능 장애 증상도 개선시킬 수 있다.

전신적인 또는 국소적인 남성 호르몬 투여의 단점은 체중증가, 음핵비대, 안면 다모 또는 수염, 고지혈증, 혈관계 질환 빈도 증가, 여드름, 저음, 남성형 탈모 등의 부작용이 생길 수 있으므로 주의하여야 한다. 성호르몬 의존성 종양의 기왕력이 있거나 심한 혈관 질환자 또는 심혈관 질환 고 위험군은 남성 호르몬 보충을 금하여야 한다. 남성 호르몬 과다 투여 후 정상으로 환원되는 기간은 수개월 이상이 소요된다. 그러나, 폐경 전 여성에서는 안드로겐 부족으로 치료가 필요하다고 하더라도 장기적인 안전성에 대한 데이터가 아직 없으므로 주의를 요한다.

2) 중추 신경계 작용 제제

중추신경계에 작용하여 성욕을 증진시키거나 성적 각성을 자극하는 몇몇 약물 들이 여성 성기능 장애의 치료제로서 가능성을 임상 시험 중에 있다.

그 중 도파민길항제는 도파민 수용체를 자극하면 성 충동과 반응이 자극되어 중추에서의 성 각성과 욕구가 증진된다. 아포몰핀(apomorphine)을 이용한 이중 맹검 임상 연구에서 극치감, 만족도와 빈도 점수가 아포몰핀 2 mg이나 3 mg을 매일 투여한 경우 투약 전이나 위약과 비교하여 효과적이었으며, 3 mg가 2 mg보다 우세한 효과가 있었다. 아포몰핀 연구에서 부작용은 비교적 경하였는데, 오심, 구토, 어지러움, 두통 등이 주된 부작용이다.

우울증 치료제로 인해 발생한 성 기능 장애와 관련한 연구에서 도파민제제가 포함된 아만타딘(amantadine), 미안세린(mianserin) 등의 효과에 대한 연구가 있다. 부프로피온(bupropion) 은 성욕저하장애(hypoactive sexual desire disorder)에 효과가 있을 수 있다. 한편, 멜라노콜틴 수용체 항진제(Melanocortin receptor agonist)인 브리멜라노타이드(bremelnotide, P-141)은 대뇌의 멜라노콜틴 수용체(MC3R, MC4R)에 작용, 비교적 자연스러운 성반응을 일으키는 약물로, II상 연구에서 20mg 비강 내 살포제(intranasal spray) 사용 시 성욕, 성각성의 증진에 위약에 비해 유의한 효과가 있음이 입증되었다. 이 약제의 폐경 후 여성에서의 효과는 폐경 전 여성과 유사한 것으로 보고되었다. 지금까지 보고된 부작용으로는 구역(nausea)이 가장 흔하며(12.5%), 그 외에 구토, 홍조, 두통, 코막힘, 졸림, 일시적인 수축기 혈압 상승 등이 있었다.

또한 플리반세린(Flibanserin) 100mg은 5-HT 수용체 길항제로 뇌에서 도파민 수치는 높이고 세로토닌 수치를 낮춰 성욕을 증가시키는 기전으로 성욕장애 치료제로 III상 임상 시험 중이다. 호르몬제제가 아니라는 장점이 있으며 가장 흔한 부작용은 졸림(14.4%)이며, 어지러움, 구역감, 피로감등의 부작용이 5~10% 정도에서 발현되었다.

이 밖에도 성욕 형성과 신경 전달에 중요한 기능을 하는 테스토스테론을 기반으로 하는 성욕, 성각성장애 치료제가 개발 중인데, 이는 성욕과 성각성장애가 생기는 원인에 따라 PDE5 억제제가 추가된 제형(Lybrido)이나 부스피론이 추가된 제형(Lybridos) 중 선택하여 사용한다. 아직 안전성과 부작용에 대해 III상 연구 중이며, 향후 여성성기능 장애 치료제로 기대되고 있다.

3) 혈관 확장제

혈관 확장제의 성각성장애에 대한 효과에 대해서는 아직 논란이 있다. 알파차단제인 펜톨라민의 효과에 대해서는 많은 문헌은 없으나 여성호르몬이 충분한 상태에서 경구보다는 질 내 투여가 효과적인 것으로 보고되고 있다. 선택적인 type 5(cGMP 특이) PDE 억제제는 cGMP의 분해를 억제하여 질과 음핵 평활근의 산화질소에 의한 이완을 돕는다. 선택적 PDE5 억제제는외성기혈류량 감소로 인한 성 흥분 장애 환자에게 효과가 있을 것으로 여겨지며, 여성 성기능 장애의 치료에 단독으로 또는 다른 혈관 확장제와 병용하여 사용될 수 있다. 또한 선택적 PDE 5 억제제는 SSRI 로 인한 성욕 소실, 성 각성장애, 성교통 등 성 기능 장애의 치료에 효과적이다. 그러나 다수의 연구에서 폐경기 여성에 선택적 PDE 5 억제제 중 하나인 실데나필 투여가 유의한 효과를 보이지 못하였으며, 섹스 스테로이드(안드로겐과 에스트로겐) 호르몬의 적절한 농도가 선택적 PDE 5 억제제의 효과를 볼 수 있는 전제조건이 라고 여겨지고 있다.

결론적으로 선택적 PDE 5 억제제는 성 각성 장애가 있는 폐경기 전후 여성 중 선택된 경우에 효과적일 것으로 여겨진다. 프로스타글란딘 E1 (PGE1) 제제와 같은 국소 혈관 확장제는 혈관인성 여성 성기능 장애의 진단에는 도움이 되나 아직까지는 치료에 효과를 입증할 만한 충분한 임상 결과가 보고되지 않았다.

4) 물리적 치료

성감의 개선과 성각성 장애 개선을 위해 유일하게 FDA 승인을 받은 도구가 EROS-CTD(clitoris therapy device)이다. 이 기구는 음핵을 흡입하여 음핵의 성감을 예민하게 하고자 하는 훈련기기이다. 그밖에도 수축력이 저하된

골반저근을 운동하게 하고 신경자극을 줌으로써 성각성 향상에 보조적인 도움을 줄 수 있는 방법으로 골반근육 운동, FES-biofeedback (functional electrical stimulation- biofeedback) 치료 등을 할 수 있다. 특히, 극치감 장애는 밝혀진 기전이 아직 없고, 특별한 치료법을 적용하기 어려워 성각성을 좀 더 고취시키키거나 성감을 증대시키는 훈련을 위해 이와 같은 기구를 이용한 훈련을 해 보는 것을 추천한다.

3. 성동통 장애

1) 일반적 치료

질분비물 부족으로 인한 동통은 질 윤활제가 효과적이며 혈류개선제도 질분비물을 증량시키므로 이용할 수 있다. 질경련이 있는 경우는 근 이완효과가 강한 니트로글리세린의 국소 도포, PGE1 질정 등이 도움이 될 수 있다. 골반근육의 과도한 긴장으로 인한 통증은 전기 자극 치료, 바이오피드백 등도 이용된다. 골반 방사선 치료로 질의 위축이 초래되어 질강이 좁으면 여성호르몬 도포와 질확장기 이용하여 충분한 질강을 확보하고 질이 더 좁아지지 않게 규칙적인 성행위를 권유한다.

2) 외음부 동통

(1) 전반적 외음부동통(Generalized vulvodynia)

generalized vulvodynia는 전반적이고 지속적인 작열통이 항문부터 치골부까지 외음부 전체에 있는 것이다. 외음부는 hyperpathic 하고 자극에 대단히 민감하다. generalized vulvodynia의 치료는 여러 과가 협진하여 치료하여야 하며, 정서적지지, 외음부 위생 관리 및 유발 인자 관리에 대한 대처 등을 교육하고 다양한 대증 치료를 한다. amytrptylines이나 gabapentin이 사용된다.

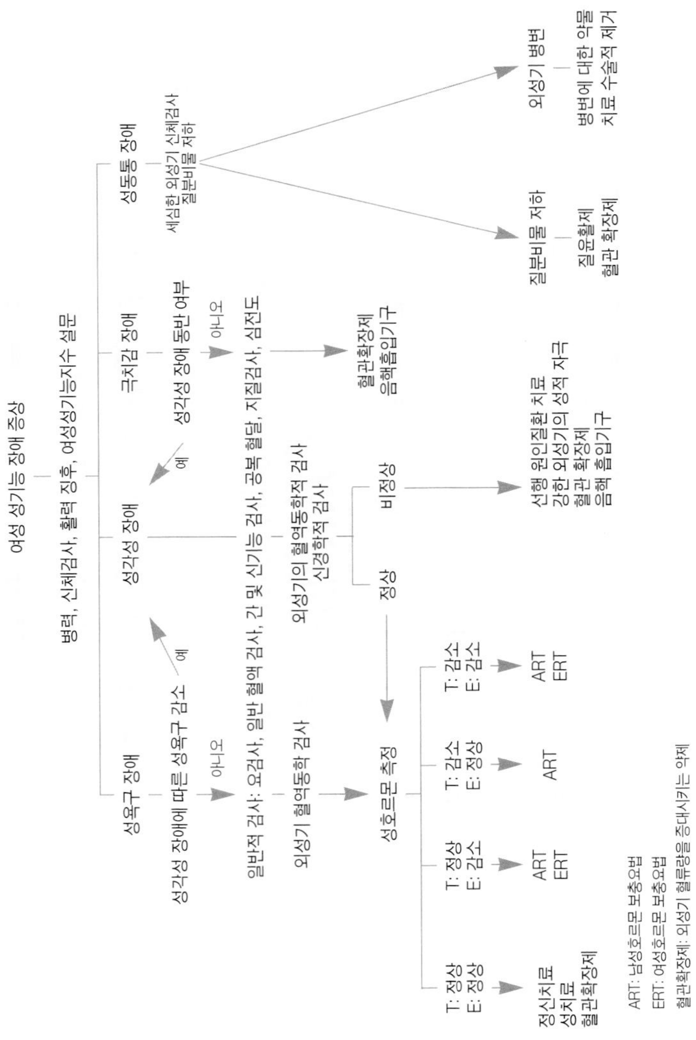

그림 1. 여성성기능 장애의 진단과 치료전략

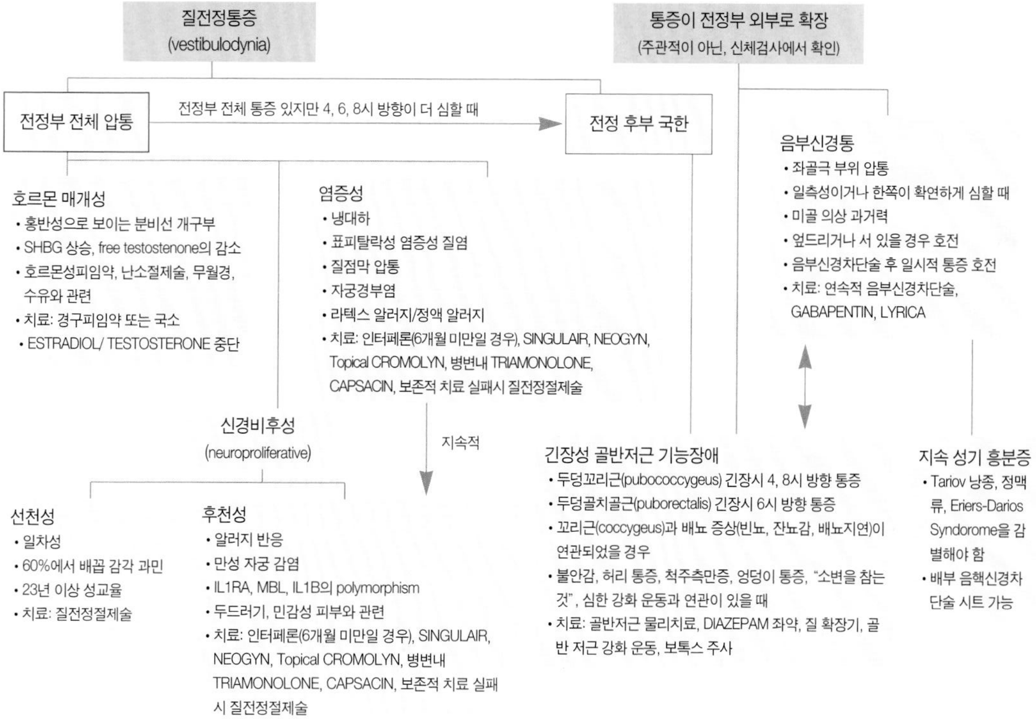

질전정통증
(vestibulodynia)
통증이 전정부 외부로 확장
(주관적이 아닌, 신체검사에서 확인)
전정부 전체 압통
전정부 전체 통증 있지만 4, 6, 8시 방향이 더 심할 때
전정 후부 국한
음부신경통
• 좌골극 부위 압통
• 일측성이거나 한쪽이 확연하게 심할 때
• 미골 의상 과거력
• 엎드리거나 서 있을 경우 호전
• 음부신경차단술 후 일시적 통증 호전
• 치료: 연속적 음부신경차단술,
GABAPENTIN, LYRICA
호르몬 매개성
• 홍반성으로 보이는 분비선 개구부
• SHBG 상승, free testostenone의 감소
• 호르몬성피임약, 난소절제술, 무월경,
수유와 관련
• 치료: 경구피임약 또는 국소
• ESTRADIOL/ TESTOSTERONE 중단
염증성
• 냉대하
• 표피탈락성 염증성 질염
• 질점막 압통
• 자궁경부염
• 라텍스 알러지/정액 알러지
• 치료: 인터페론(6개월 미만일 경우), SINGULAIR, NEOGYN,
Topical CROMOLYN, 병변내 TRIAMONOLONE,
CAPSACIN, 보존적 치료 실패시 질전정절제술
신경비후성
(neuroproliferative)
지속적
긴장성 골반저근 기능장애
• 두덩꼬리근(pubococcygeus) 긴장시 4, 8시 방향 통증
• 두덩골치골근(puborectalis) 긴장시 6시 방향 통증
• 꼬리근(coccygeus)과 배뇨 증상(빈뇨, 잔뇨감, 배뇨지연)이
연관되었을 경우
• 불안감, 허리 통증, 척주측만증, 엉덩이 통증, "소변을 참는
것", 심한 강화 운동과 연관이 있을 때
• 치료: 골반저근 물리치료, DIAZEPAM 좌약, 질 확장기, 골
반 저근 강화 운동, 보톡스 주사
지속 성기 흥분증
• Tariov 낭종, 정맥
류, Eriers-Darios
Syndorome을 감
별해야 함
• 배부 음핵신경차
단술 시트 가능
선천성
• 일차성
• 60%에서 배꼽 감각 과민
• 23년 이상 성교율
• 치료: 질전정절제술
후천성
• 알러지 반응
• 만성 자궁 감염
• IL1RA, MBL, IL1B의 polymorphism
• 두드러기, 민감성 피부와 관련
• 치료: 인터페론(6개월 미만일 경우), SINGULAIR,
NEOGYN, Topical CROMOLYN, 병변내
TRIAMONOLONE, CAPSACIN, 보존적 치료 실패
시 질전정절제술

그림 2. 질전성통증의 진단 및 치료 알고리즘

(2) 질전정염 증후군(Vulvar vestibulitis syndrome/vestibular adenitis)

Fridrich는 질전정염증후군(vulvar vestibulitis syndrome)의 진단 기준을 ① 병력 상 질전정을 건드리거나 질내 삽입 시도 시 심한 통증이 있고 ② 신체검사에서 질전정 에 다양한 정도의 발적이 있으며, ③ 면봉으로 검사할 때 누르는 부위에 통증을 느끼는 부분이 국한되어 있어야 한다.

질전정염 증후군은 50세 이하 여성의 성교통의 가장 흔한 원인 중 하나이다. 일차 치료는 대개 보존적 치료로, 유발 원인 조절 및 제거, 위생 관리, 바이오피드백, 진통제 및 소염제, 에스트로겐이나 테스토스테론(testosterone)의 국소 도포, 리도케인 크림 도포, TCA 나 gabapetin 복용 등이 도움이 될 수 있다. generalized vulvodynia와 달리 질전정염증후군은 약물 치료로 호전되지 않을 경우 문제 부위의 외과적 절제로 효과를 볼 수도 있다.

■ **참고문헌**

1. Basson R, Leiblum S, Brotto L, Derogatis L, Fourcroy J, Fugl-Meyer K, et al. Revised definitions of women's sexual dysfunction. J Sex Med 2004;1:40-8.
2. Berman JR, Berman LA, Lin H, Flaherty E, Lahey N, Goldstein I, et al. Effect of sildenafil on subjective and physiologic parameters of the female sexual response in women with sexual arousal disorder. J Sex Marital Ther 2001;27:411-20.
3. Bloemers J, van Rooij K, Poels S, Goldstein I, Everaerd W, Koppeschaar H, et al. Toward Personalzed Medicine (Part1): Integrating the "Dual Control Model" into Differential Drug Treatments for HSDD and FSAD. Journal of Sexual Medicine 2013;10:791-809.
4. Brotto LA, Bitzer J, Laan E, Leiblum S, Luria M. Women's sexual desire and arousal disorders. J Sex Med 2010;7:586-614.

5. Caruso S, Agnello C, Intelisano G, Farina M, Di Mari L, Cianci A. Placebo-controlled study on efficacy and safety of daily apomorphine SL intake in premenopausal women affected by hypoactive sexual desire disorder and sexual arousal disorder. Urology 2004;63:955-9.
6. Caruso S, Intelisano G, Farina M, Di Mari L, Agnello C. The function of sildenafil on female sexual pathways: a double-blind, cross-over, placebo-controlled study. Eur J ObstetGynecolReprod Biol 2003;110:201-6.
7. Chivers ML, Rosen RC. Phosphodiesterase type 5 inhibitors and female sexual response: faulty protocols or paradigms? J Sex Med 2010; 7: 858e72.
8. Davis SR, Davison SL, Donath S, Bell RJ. Circulating androgen levels and self-reported sexual function in women. JAMA 2005 6;294:91-6.
9. Fooladi E, Davis SR. An update on the pharmacological management of female sexual dysfunction. Expert OpinPharmacother 2012;13:2131-42.
10. Goldstein AT, Goldstein I. Surgical treatment of female sexual dysfunction. In:Goldstein I, meston CM, Davis SR, Traish AM. Women's Sexual Function and Dysfunction. 1st ed. Andover. Taylor Francis 587-610.
11. Guay A, Munarriz R, Jacobson J, Talakoub L, Traish A, Quirk F, et al. Serum androgen levels in healthy premenopausal women with and without sexual dysfunction: Part A. Serum androgen levels in women aged 20-49 years with no complaints of sexual dysfunction. Int J Impot Res 2004;16:112-20.
12. Hatzichristou D, Rosen RC, Derogatis LR, Low WY, Meuleman EJ, Sadovsky R, et al. Recommendations for the clinical evaluation of men and women with sexual dysfunction. J Sex Med 2010;7:337-48.
13. Katz M, DeRogatis LR, Ackerman R, Hedges P, Lesko L, Garcia M Jr, Sand M; BEGONIA trial investigators. Efficacy of flibanserin in women with hypoactive sexual desire disorder: results from the BEGONIA trial. J Sex Med 2013;10:1807-15.
14. Kingsberg SA, Janata JW. Female sexual disorders: assessment, diagnosis, and treatment. UrolClin North Am 2007;34:497-506.
15. Kingsberg SA, Knudson G. Female sexual disorders: assessment, diagnosis, and treatment. CNS Spectr 2011;16:49-62.
16. Koh JS, Suh HJ, Kim HW, Cho SY, Yoon SJ, Kim DJ, et al. The Female Sexual

Dysfunction in Overactive Bladder Patients. Kor J Urol 2004;45: 805-9.

17. Laan E, van Lunsen RHW, Everaerd W. The effects of tibolone on vaginal blood flow, sexual desire and arousability in postmenopausal women. Climacteric 2001; 4: 28-41.
18. Laumann E, Paik A, Rosen R. Sexual dysfunction in the United States: prevalence and predictors. JAMA 1999; 281: 537-44.
19. Lee YC, Yoon HN, Park YY. Effect of Functional Electrical Stimulation (FES)-Biofeedback on Sexual Activity and Quality of Life in Stress Incontinence Patients. Kor J Urol 2003;44;999-1005.
20. Lightner DJ. Female sexual dysfunction. Mayo ClinProc 2002;77:698e702.
21. Lim JH, Min KS, Choi SH. The Early Experience of Various Treatment Modalities for Female Sexual Dysfunction. Korean J Urol 2003;44: 986-92
22. Min KS, O'Conell L, Munarriz R, Huang YH, Choi S, Kim N, et al. Experimental Models for the investigation of female sexual function and dysfunction. Int J Impot Res 2001; 13: 151-6.
23. Min KS. Pathophysiology of female sexual dysfunction. In: Park KS, Moon DG, Seo JT, Lee WH, Hyun JS, Hong JH. Textbook of Andrology 1st ed. Seoul: Koonja;2003;467-78.
24. Moynihan R. The making of a disease: female sexual dysfunction. BMJ 2003; 326: 45e7.
25. Myung SC, Kim SC, Lee SY, Han JY, Lee MY. Effects of l-norgestrel on the endothelium-dependent relaxation response of rabbit clitoral cavernous smooth muscles. Fertil Steril 2006;86 Suppl 4:1170-1174.
26. Pacher P, Mabley JG, Liaudet L, et al. Topical administration of a novel nitric oxide donor, linear polyethylenimine-nitric oxide/nucleophile adduct (DS1), selectively increases vaginal blood flow in anesthetized rats. Int J Impot Res 2003;15:461?4.
27. Park K, Goldstein I, Andry C, Siroky NB, Krane RJ, Azadzoi KM. Vasculogenic female sexual dysfunction: the hemodynamic basis for vaginal engorgement insufficiency and clitoral erectile insufficiency. Int J Impot Res 1997; 9: 27-37.
28. Perelman MA. Clinical application of CNS-acting agents in FSD. J Sex Med 2007;4(suppl4)280-90.

29. Poels S, Bloemers J, van Rooij K, Goldstein I, Gerritsen J, van Ham D, et al. A. Toward Personalized Medicine (Part 2: Testosterone combined with a PDE5 inhibitor increases sexual satisfaction in women with HSDD and FSAD, and a low sensitive system for sexual cues. Journal of Sexual Medicine 2013;10:810-823.
30. Rosen C. Sexual pharmacology in the 21st century. J GendSpecif Med 2000;3:45-52.
31. Rubio-Aurioles E, Lopez M, Lipezker M, Lara C, Ramirez A, Rampazzo C, et al. Phentolamine mesylate in postmenopausal women with female sexual arousal disorder: a psychophysiological study. J Sex Marital Ther 2002;28Suppl 1:205-15.
32. Safarinejad MR. Evaluation of the safety and efficacy of bremelanotide, a menlanocortin receptor agonist, in female subjects with arousal disorder: a double-blind placebo-controlled, fixed dose, randomized study. J Sex Med 2008;5:887-97.
33. Salonia A, Pontillo M, Nappi RE, Zanni G, Fabbri F, Scavini M, et al. Menstrual cycle-related changes in circulating androgens in healthy women with self-reported normal sexual function. J Sex Med 2008;5:854-63.
34. Segraves RT, Clayton A, Croft H, Wolf A, Warnock J. Bupropion sustained release for the treatment of hypoactive sexual desire disorder in premenopausal women. J ClinPsychopharmacol. 2004;24:339-42.
35. Song SH, Jeon H, Kim SW, Paick JS, Son H.The prevalence and risk factors of female sexual dysfunction in young korean women: an internet-based survey.J Sex Med 2008;5:1694-701.
36. Suh DD, Yang CC, Cao Y, Heiman JR, Garland PA, Maravilla KR. MRI of female genital and pelvic organs during sexual arousal. J PsychosomObstetGynaecol 2004;25:153-62.
37. Walsh KE, Berman JR, Berman LA, Vierregger K. Safety and efficacy of topical nitroglycerin for treatment of vulvar pain in women with vulvodynia: a pilot study. J GendSpecif Med 2002;5:21-7.
38. Wilson SK, Delk JR, Billups KL. Treating symptoms of female sexual arousal disorder with the EROS-Clitoral Therapy Device. J GendSpecif Med 2001; 4: 54-8.
39. Yang D, Hwang IS, Park K. The Prevalence and Associated Factors of Female

Sexual Dysfunction in Korean Premenopausal Women: A Community-Based Study. Korean J Androl 2012; 30: 57-63.

40. Yoon HN, Chung WS, Hong JY, Park YY, You EU, Kim JH. Questionnaire based evaluation of sexual activity and sexual dysfunction in Korean women. Kor J Urol 2001;42:102-14.

페이로니병

Peyronie's disease

CHAPTER 13

서준규 (인하의대)
박해영 (한양의대)
김종욱 (고려의대)
류지간 (인하의대)

페이로니병

Peyronie's disease

서론

1. 역학 및 자연사

페이로니병은 음경백막의 섬유 결절로 인해 발기 시 음경통증, 음경만곡, 음경단축을 특징으로 하는 질환이다. 주로 중년 남성에서 발생하며 평균 발병 연령은 51~53세 정도로 보고되고 있다. 페이로니병의 유병률에 대한 연구는 주로 미국과 독일 등에서 이루어졌고 약 3~9% 정도로 알려져 있다. 또한 이 질환은 신체 다른 부위의 섬유 질환과도 관련이 있는 것으로 알려져 있는데, 페이로니병 환자의 약 30~40%에서 뒤피트렌 구축(Dupuytren's contracture)이 동반되는 것으로 나타났다.

페이로니병은 대부분의 경우 초기 활성기와 후기 안정기의 두 단계로 나뉜다. 활성기에는 발기 시 통증을 호소하고, 음경만곡, 플라크 크기 등의 음경기형이 변할 수 있다. 이후 안정기로 접어들게 되면 음경기형이 더 이상 진행되지 않고 발기 시 통증도 사라지게 된다. 치료를 받지 않은 페이로니병 환자를 대상으로 추적관찰 한 결과, 음경기형이 호전된 경우는 3~12%, 안정화 또는 무변인 경우는 40~67%, 악화된 경우는 30~48%로서, 대부분의 환자에서 음경기형이 지속되거나 악화됨을 알 수 있다.

2. 병인

페이로니병의 원인은 아직 명확하게 밝혀지지 않았지만 일종의 상처치유장애(wound-healing disorder)로 볼 수 있다. 여러 연구에서 페이로니병의 발병기전을 설명하는 가설이 제시되었는데, 외상, 유전적 소인, 음경백막의 구조적 특성, 자가면역인자, 세포유전학적 변화, 전구 섬유화인자의 과발현 등이 그 원인으로 제시되고 있다. 그 외 당뇨, 고혈압, 이상지질혈증, 죽상경화증, 감염, 근치적 치골후전립선적출술 등이 페이로니병과 관련이 있는 것으로 제시되고 있으나, 아직은 그 증거가 부족한 상태로 추가 연구가 필요하다. 상기한 각각의 가설 단독으로는 페이로니병의 복잡한 발병기전을 설명할 수 없으며, 여러 인자들이 복합적으로 관여할 것으로 생각된다(그림 1).

3. 증상

페이로니병 환자의 특징적인 증상으로는 발기 시 음경통증, 음경기형, 음경단축, 음경의 플라크 또는 경화(induration), 발기부전을 들 수 있다. 플라크는 환자의 약 3분의 2에서 음경의 배측(dorsum)에 위치하며, 배측 만곡에 비해 외측 또는 복측 만곡(ventral curvature)이 있는 환자에서 성교가 곤란한 경우가 더 흔하다. 일부 환자에서는 섬유화 병변이 원주형으로 둘러싸고 있어서 플라크 원위부의 강직도 저하와 함께 꺾임현상(hinge effect)을 보이기도

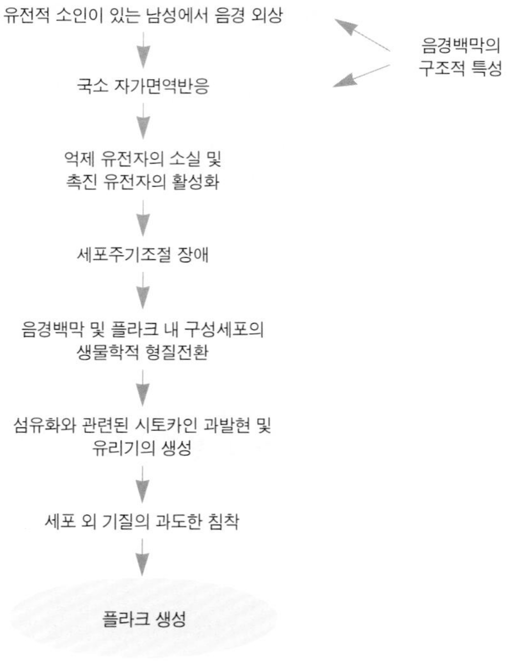

그림 1. 플라크의 생성 기전

한다. 발기 시 통증은 병의 초기 활성기에 나타나며 발병 후 12~18개월 정도 지나면서 안정기로 접어들면 거의 모든 환자에서 소실된다. 페이로니병에서 발기부전의 발생빈도는 약 30~100%로 다양하게 보고되고 있고, 많은 연구에서 페이로니병과 발기부전의 관련성을 보고하고 있지만 아직까지는 단정하기는 어렵다. 페이로니병에서 발기부전 또는 성기능장애는 다음의 3가지 요인에 의해서 발생할 수 있다. 첫째, 음경기형 자체가 그 원인이 될 수 있다. 즉

심한 음경만곡이 있는 경우 또는 원주형 병변으로 인한 플라크 원위부의 음경 강직도 저하와 함께 꺾임현상이 있는 경우에는 질 내로의 삽입이 어려울 수가 있다. 둘째, 음경의 동맥부전, 정맥폐쇄기전의 장애로 인해서도 발기부전이 유발될 수 있다. 페이로니병 환자에서 음경복합초음파촬영술과 음경해면체 내압측정술을 이용해서 발기부전을 평가한 결과, 동맥성 발기부전 36%, 정맥폐쇄부전이 59%에서 동반되었다. 그러나 상기 결과가 페이로니병에 직접적으로 기인한 것인지 아니면 동반 질환에 의한 것인지는 아직 불분명하며 추가 연구가 필요하다. 셋째, 심리적 요인, 즉 페이로니병에 기인한 수행불안증이 발기부전의 원인이 될 수 있다.

진단

페이로니병의 진단은 흔히 병력과 신체검사 만으로 가능하며, 치료 전에 플라크의 크기, 위치, 안정성, 음경만곡, 발기력 등을 정확하게 평가하는 것이 중요하다. 페이로니병 환자의 평가는 크게 주관적 평가와 객관적 평가로 나눌 수 있다(표 1).

1. 주관적 검사

1) 병력

(1) 발현양상: 발병시기 및 음경기형의 진행여부를 물어보아야 한다. 이는 환자의 병기(활성기 또는 안정기)를 추정 하는데 큰 도움이 된다.

(2) 의학적 병력: 음경수술 또는 외상, 당뇨, 근치적전립선적출술, 뒤피트렌 구축/발바닥 근막구축 등의 병력, 섬유 질환의 가족력

표 1. **페이로니병 환자의 임상적 평가**

주관적 평가
병력
증상, 유병기간
의학적 병력: 음경외상 등
성적병력: 발기부전의 병력 및 위험인자, 설문지 (IIEF) 만족도, 심리적 고민
환자의 주관적 관찰
음경만곡의 방향 및 정도, 음경길이, 음경둘레 및 직경
신체검사
요로생식계 평가, 손 및 발 관찰
음경만곡의 방향 및 정도, 음경길이 등의 육안적 관찰
객관적 평가
음경길이
음경을 최대한 뻗친 (stretched) 상태에서 배측(등쪽)에서 측정
치골에서 귀두 중간부 또는 요도구멍까지의 길이를 측정
플라크의 특성
플라크의 크기, 위치, 개수 등: 자로 직접 측정하는 것이 가장 정확함
초음파촬영술, plain radiography, 자기공명영상
음경굽이
각도기가 가장 정확함, 완전 발기 시에 측정
발기력
혈관이완제의 음경해면체내 주사 후 음경복합초음파촬영술

IIEF, international index of erectile function

(3) 성적 병력: 발기부전

- 발기 시 강직도 및 기간, 발기 및 이완 시 통증, 음경단축, 성교(질삽입) 가능여부, 성교빈도, 성욕, 심리적 요인, 등
- 발기부전의 위험인자: 고령, 흡연, 이상지질혈증, 고혈압, 당뇨, 심혈관 질환, 등
- 설문지: IIEF

2) 환자의 주관적인 관찰

음경만곡의 방향 및 정도, 음경길이, 음경둘레 및 직경의 변화: 발기 당시 환자 자신의 직접적인 관찰 및 자가 사진(autophotography)이 다양한 정보를 제공할 수 있다.

3) 의사의 주관적인 관찰

(1) 기본적인 요로생식계 평가

(2) 손과 발의 검사: 뒤피트렌 구축, 족저근막염 등의 전신성 섬유 질환(systemic fibromatosis) 여부를 평가

(3) 음경만곡, 음경길이 등의 육안적인 관찰

2. 객관적 검사

음경은 견인(stretched) 상태에서 검사하여야 한다. 이는 플라크를 좀 더 정확하게 만질 수 있게 해주며, 때로는 이완 상태에서는 분명하게 만져지지 않았던 플라크도 만져질 수 있다.

1) 음경길이

음경을 환자가 약간의 불편함을 느낄 정도로 최대한 당긴 상태에서 치골에서 귀두중앙부 또는 요도구멍까지의 길이를 음경배부에서 측정한다. 발기된 상태에서 측정된 경우는 재현성이 낮다.

2) 플라크의 특성

(1) 플라크의 크기, 위치, 개수 등을 기록하며, 크기는 자로 직접 재는 것이 가장 정확하다.

(2) 영상검사: 가장 중요한 목적은 석회화 여부를 조사하는 데에 있다. 석회화 여부는 초음파촬영술로 잘 평가할 수 있으며, 그 외 단순방사선촬영도 플라크 내의 석회화를 규명하는데 있어서 초음파촬영술과 똑 같은 가치가 있다.

3) 음경만곡

완전 발기 시에 각도기로 측정한다.

4) 발기력

음경복합초음파촬영술 등의 음경 혈관평가를 기본검사로서 모든 환자에서 시행하는 것에 대해서는 아직 논란의 여지가 있으며, 일반적으로 수술적 치료를 고려할 때 주로 시행한다.

치료

페이로니병의 치료는 크게 비수술적 치료와 수술적 치료로 구분된다. 비수술적 치료는 질환의 초기 활성기, 즉 음경통증이 있고, 음경만곡이나 다른 음경기형이 변화가 진행 중인 경우에 우선 시도될 수 있다. 또한, 플라크의 크기가 2cm 이하이며 광범위한 석회화가 없는 경우, 음경기형이 경미한 경우, 그리고 유병 기간이 6개월 이하로 짧은 경우에 적용될 수 있다. 수술적 치료는 음경통증이 소실되고, 음경만곡 등 음경기형의 변화가 없는 안정기에만 적용하는 것이 원칙이며, 중등도 또는 중증의 음경기형이 있는 경우에 시도될 수 있다. 일반적으로 발병 후 12~18개월이 경과되고, 적어도 6개월 이상 음경기형이 안정화된 경우에 고려할 수 있다. 수술적 치료는 음경기형 또는 발기부전으로 인해서 성교가 불가능한 경우에 시도할 수 있다(그림 2).

1. 비수술적 치료

1) 경구 약물요법

(1) Vitamin E

Vitamin E는 항산화제로서 페이로니병에 처음으로 사용된 경구용 치료제이다. 보통 일일 200~400mg의 용량이 추천되며, 고용량에서는 항응고 효과가 있을 수 있기 때문에 3~6개월 이상은 투여하지 않도록 하고, 환자에게 이러한 부작용 가능성에 대해서 설명하여야 한다. 그러나 위약대조연구에서 Vitamin E 단독요법은 대조군과 비교하여 통증 및 음경만곡의 개선효과가 없었다.

(2) Potassium para-aminobenzoate (Potaba)

Potaba는 monoamine oxidase의 활동을 증가시키고, 조직의 산소이용 증가를 통해서 serotonin을 감소시킴으로써 항섬유화 작용을 하는 것으로 알려져 있다. 103명의 환자를 대상으로 한 위약대조 연구에서 Potaba 3g을 하루에 4회 복용시킨 군에서 플라크의 크기가 대조군에 비해 현저히 감소함을 보고하였다. 음경만곡과 통증의 호전 정도는 대조군과 비교하여 차이가 없었으나, 기존에 존재하던 음경만곡의 악화나 새로운 만곡의 발생은 대조군에 비해 낮아서 병의 진행을 억제하는 효과가 있다고 주장하였다. 그러나 약물의 복용량이 많고 위장관계 부작용 때문에 환자들의 순응도가 떨어진다는 단점이 있다.

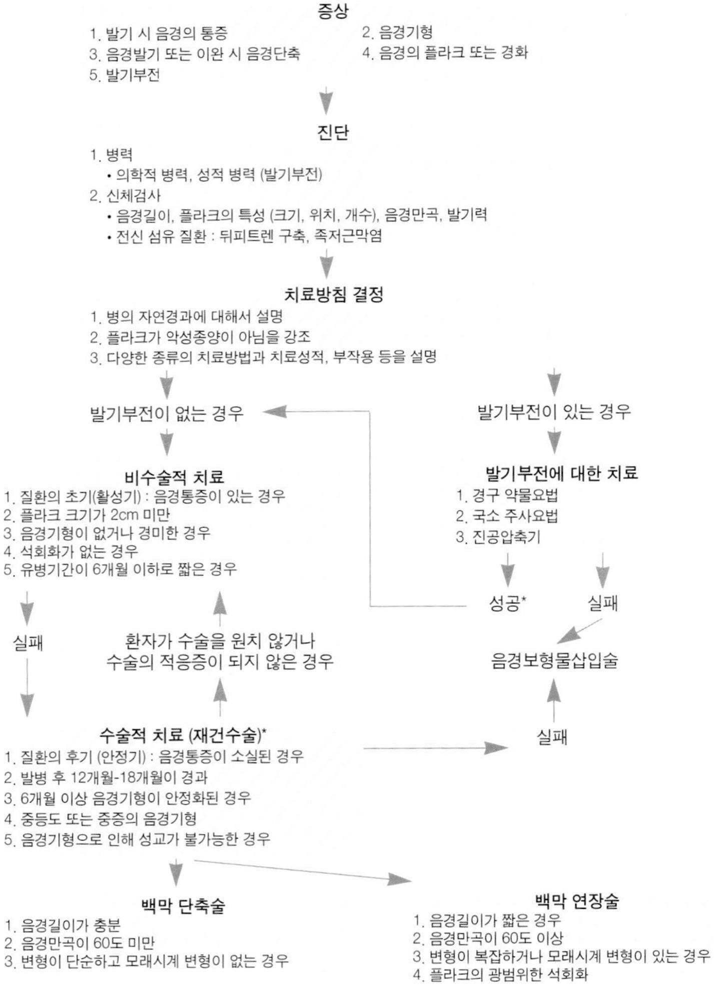
증상
1. 발기 시 음경의 통증
2. 음경기형
3. 음경발기 또는 이완 시 음경단축
4. 음경의 플라크 또는 경화
5. 발기부전
진단
1. 병력
• 의학적 병력, 성적 병력 (발기부전)
2. 신체검사
• 음경길이, 플라크의 특성 (크기, 위치, 개수), 음경만곡, 발기력
• 전신 섬유 질환 : 뒤피트렌 구축, 족저근막염
치료방침 결정
1. 병의 자연경과에 대해서 설명
2. 플라크가 악성종양이 아님을 강조
3. 다양한 종류의 치료방법과 치료성적, 부작용 등을 설명
발기부전이 없는 경우
발기부전이 있는 경우
비수술적 치료
1. 질환의 초기(활성기) : 음경통증이 있는 경우
2. 플라크 크기가 2cm 미만
3. 음경기형이 없거나 경미한 경우
4. 석회화가 없는 경우
5. 유병기간이 6개월 이하로 짧은 경우
발기부전에 대한 치료
1. 경구 약물요법
2. 국소 주사요법
3. 진공압축기
성공*
실패
실패
환자가 수술을 원치 않거나
수술의 적응증이 되지 않은 경우
음경보형물삽입술
수술적 치료 (재건수술)*
1. 질환의 후기 (안정기) : 음경통증이 소실된 경우
2. 발병 후 12개월-18개월이 경과
3. 6개월 이상 음경기형이 안정화된 경우
4. 중등도 또는 중증의 음경기형
5. 음경기형으로 인해 성교가 불가능한 경우
실패
백막 단축술
1. 음경길이가 충분
2. 음경만곡이 60도 미만
3. 변형이 단순하고 모래시계 변형이 없는 경우
백막 연장술
1. 음경길이가 짧은 경우
2. 음경만곡이 60도 이상
3. 변형이 복잡하거나 모래시계 변형이 있는 경우
4. 플라크의 광범위한 석회화

*발기부전 동반된 페이로니병 환자에서 백막연장술을 시행할 경우 술 후 발기력 저하의 가능성이 백막단축술에 비해서 상대적으로 높기때문에 주의를 요한다.

그림 2. 페이로니병의 치료

(3) Tamoxifen

Tamoxifen은 TGF-beta 신호전달경로의 조절을 통한 항섬유화 작용이 있다고 생각되어 사용되었으나 위약대조 연구에서 유의한 차이를 보이지 못하여 현재는 거의 사용되지 않고 있다.

(4) Colchicine

Colchicine은 콜라겐 합성억제와 항섬유화 효과로 인해서 페이로니병의 치료에 사용되었지만, 84명의 환자를 대상으로 시행한 위약대조 연구에서는 효과가 없었다. 그러나 vitamin E와 병합요법을 통해 6개월 이내의 조기 페이로니병 환자에서 플라크 크기와 음경만곡의 유의한 개선효과를 보였다는 보고도 있다.

(5) Carnitine

Propionyl-L-Carnitine (PLC) 은 항산화 효과와 세포내 칼슘 농도를 낮추어 섬유아세포의 증식 및 콜라겐 생성을 막는 효과가 있는 것으로 알려져 있다. 본 약물의 위약대조연구는 통일되지 않은 결과를 보여주고 있는데 96명의 환자를 대상으로 한 2001년의 연구에서는 음경만곡의 유의한 개선효과를 보였다. 그러나 236명의 환자를 대상으로 한 2007년의 연구에서는 PLC 단독, 혹은 vitamin E 와의 병합 요법은 대조군에 비해 음경의 통증, 만곡, 플라크 크기의 유의한 호전을 보여주지 못했다.

(6) Pentoxifylline

Pentoxifylline 은 비선택적 포스포디에스테라아제(PDE) 길항제로 항염증 효과와 항섬유화 효과가 있다. 228명의 환자에게 pentoxifylline 400mg 을 하루 2회 6개월간 투여한 위약대조연구에서 음경만곡, 플라크 크기의 유의한 개선 효과를 보였다.

2012년 발표된 음경만곡증에 대한 유럽비뇨기과학회의 권고안에 따르면 경구용 약물 중 유일하게 Potaba만이 그 사용이 추천되고 있고, 나머지 약물은 효과부족 등으로 추천되지 않고 있다. 그러나 carnitine과 pentoxifylline의 경우는 일부 위약대조연구에서는 음경만곡 개선효과를 보였기 때문에 향후 그 효과 증명을 위한 다 기관 대단위 연구가 필요하다.

2) 병변 내 국소 주사요법

페이로니병의 경구 약물요법에 관하여 항상 제기된 의문은 투여된 약물이 과연 음경 결절 병소까지 침투되어 적절한 치료농도를 유지할 수 있는지에 대한 것이었다. 병변 내 국소 주사요법은 국소적으로 약물농도를 증가시키고 전신 부작용을 피할 수 있다는 점에서 매력적인 치료 대안이라 할 수 있다. 하지만 주사에 따른 통증, 국소 합병증, 잦은 주사 투여로 인한 환자의 치료 순응도가 낮다는 단점도 있다.

(1) 스테로이드

효과부족, 조직위축 등의 심한 국소부작용 등으로 인해 현재는 사용을 권장하고 있지 않다.

(2) 칼슘통로차단제

칼슘통로차단제는 시토카인의 발현을 억제하고 collagenase의 단백분해 능력을 증가시키는 작용이 있는 것으로 알려져 있다. 소규모 환자를 대상으로 칼슘통로차단제인 verapamil 또는 nicardipine을 이용한 위약대조연구에서는 음경만곡 개선효과가 입증되지 않았다. Levine 등은 156명의 환자를 대상으로 verapamil 국소 주사요법(10mg/10ml, 2주 또는 4주 간격으로 12회 투여)을 시행하여 60%의 환자에서 음경만곡이 호전되었음을 보고하였다. 그러나 이 연구는 위약대조 연구가 아니라는 한계점이 있다. 칼슘통로차단제는 비록 위약대조연구에서 그 효과가 입증되지 않았으나, 여러 연구에서 유효성이 제시되어 시도해볼 만한 치료법으로 여겨진다.

(3) 인터페론

Interferon-α는 섬유모세포의 증식 및 아교질 생성을 억제하며, collagenase 생성을 증가시키는 것으로 알려져 있다. Hellstrom 등이 117명의 페이로니병 환자를 대상으로 위약대조 연구에서 interferon-α2b 치료군(5×106U, 2주마다 1회씩 12주간 투여)에서 대조군에 비해 음경만곡의 호전, 플라크 크기, 통증 등에서 현저한 효과를 보여주었다. 부작용으로 열, 오한, 근육통 등이 발생하였지만, 비스테로이드성 소염제 복용으로 예방이 가능하고 그 정도가 경미하였다. 가격이 비싸다는 단점이 있지만, 많은 수의 환자를 대상으로 한 위약대조 연구에서 효과가 증명된 만큼, 페이로니병에서 시도할만한 치료법으로 생각된다.

(4) Clostridial collagenase

Collagenase는 콜라겐을 분해하는 효소로서 페이로니병의 치료에 이용될 수 있을 것으로 생각되어 왔으며 같은 병태생리를 공유하는 뒤퓌트렌 구축에 최근 미국 FDA 승인을 받고 사용되고 있다. 최근 페이로니병 환자를 대상으로 대규모의 다기관 연구가 미국에서 진행되었고, 3개월의 치료기간 동안 대조군에 비해 유의한 음경만곡 개선효과와 적은 부작용을 보여서 FDA 승인을 받게 되었다. 국내에는 아직 출시되지 않았으며 비싼 가격이 걸림돌이 될 것으로 생각된다.

3) 기타 비수술적 치료법

(1) 이온삼투요법(Iontophoresis)

2004년 Di Stasi 등 은 verapamil-dexamethasone 이온삼투요법을 이용한 위약대조 연구에서 플라크의 크기, 음경만곡 및 통증의 호전 등 우월한 치료성적을 보고하였다. 하지만 Greenfield 등의 위약대조 연구에서는 verapamil 이온삼투요법 시행군과 위약군 사이에 음경만곡 호전 정도의 차이가 없었다. 효과규명을 위해서는 추가연구가 필요하다.

(2) 체외충격파 치료(Extracorporeal shock wave therapy, ESWT)

기전은 명확하게 밝혀져 있지 않으며, 최근 이루어진 위약대조군 연구에서 통증 완화에는 도움을 줄 수 있으나 플라크의 크기 및 음경만곡의 호전에는 영향이 없어서 치료법으로 추천되지 않는다.

2. 수술적 치료

수술적 치료를 고려하는 경우 발기부전의 정도를 반드시 평가하여야 하며, 이에 따라 재건수술 혹은 음경보형물삽입술 등의 치료방침이 결정된다. 그 외 음경만곡의 정도, 변형의 종류, 음경길이 및 환자의 희망 사항 등을 함께 고려해서 적절한 수술방법을 선택한다. 페이로니병에서 일반적으로 선택되는 수술적 치료방법은 표 2와 같다. 백막단축술은 음경만곡이 60도 미만, 변형이 단순하고 모래시계 변형이 존재하지 않으며 음경길이가 충분한 경우에 주로 시행된다. 백막연장술은 음경만곡이 60도 이상, 모래시계 등 복합적 음

표 2. 페이로니병의 수술적 치료법

재건수술 (reconstructive surgery)
백막 단축술 (tunical shortening procedure)
Nesbit 술식
Yachia 술식
주름성형술 (penile plication)
백막 연장술 (tunical lengthening procedure)
음경백막의 절개/절제 및 이식편의 봉합
음경보형물삽입술 (penile prosthesis implantation)
굴곡형 음경보형물삽입술 (malleable penile prosthesis)
팽창형 음경보형물삽입술 (inflatable penile prosthesis)
± 수기성형술
± 수기성형술 + 플라크 바깥층 절개
± 수기성형술 + 플라크 절개 및 이식편의 봉합

경기형, 플라크의 광범위한 석회화가 존재하며 음경길이가 짧은 경우에 선호된다. 재건수술을 고려할 경우 반드시 술 후 음경만곡의 지속 또는 재발, 음경단축, 발기력 저하, 음경감각의 저하가 있을 수 있음을 환자에게 설명하고 동의서를 받아야 한다(표 3) 음경보형물삽입술은 발기력이 현저히 저하되어 기존의 경구 약물요법, 국소 주사요법 또는 진공압축기에도 반응이 없는 경우에 시행한다.

1) 재건수술(reconstructive surgery)

(1) 백막단축술(tunical shortening procedure)

Nesbit 술식은 섬유화 병변 반대편의 음경백막을 타원형으로 절제한 뒤, 백막을 봉합하여 주는 수술법이다. 음경만곡이 심한 경우에는 하나 이상의 타원형 절제가 필요하기도 하며, 봉합사로는 Vicryl, Dexon, PDS 등이 사용된다. 비교적 안정적으로 음경만곡을 교정할 수 있고 치료성적도 좋아서 많이

표 3. **재건수술 전 동의서**

음경만곡의 지속 또는 재발 가능성
6-10%에서 발생
수술의 목적은 음경만곡을 20도 미만으로 교정하는 것임을 설명
음경단축
백막단축술에서 더 심하게 나타남. 백막연장술의 경우에도 술 후 음경단축이 발생할 수 있음을 설명
발기력 저하 가능성
5% 이상의 환자에서 나타나며 백막연장술에서 더 흔함
발기부전이 있는 경우 수술 후 발기력이 더 악화될 수 있음을 설명
음경감각의 저하
약 20%의 환자에서 발생하며 극치감 및 사정장애를 유발하는 경우는 흔치 않음

사용되고 있다. Yachia 술식은 음경백막의 일부를 제거하는 대신, 음경백막에 종절개를 가한 뒤 Heineke-Mikulicz 방법을 사용하여 횡으로 봉합하는 방법이다. 이 방법은 비교적 간편하게 시행할 수 있고, 백막연장술의 보조요법으로도 시행할 수 있다. Nesbit술식 및 Yachia 술식은 광범위한 신경혈관다발 및 요도해면체의 박리가 필요한 반면, 주름성형술(penile plication)은 상대적으로 덜 침습적인 방법으로 국소 마취 하에서도 용이하게 시행할 수 있다. 섬유화 병변 반대편의 음경백막을 절개 또는 절제하지 않고, 적절한 범위의 백막에 비흡수성 봉합사를 통과시켜 매듭을 만듦으로써 음경만곡을 교정하는 방법이다. 그러나 수술이 간편한 대신 일부 환자에서는 봉합사가 음경백막에 장기적으로 충분한 장력을 주지 못해 음경만곡이 재발하는 경우가 있으므로 주의를 요한다.

백막단축술의 치료 성적은 음경만곡의 교정은 85~100%, 발기력 저하 0~13%, 음경감각 저하는 4~21% 정도이다. 백막단축술은 많은 수술경험 없이도 비교적 쉽게 시술할 수 있는 장점이 있다. 하지만 거의 모든 환자에서 술 후 음경단축이 발생하므로 이에 대한 적절한 설명이 필요하다.

(2) 백막연장술(tunial lengthening procedure)

백막연장술은 음경백막의 플라크를 제거하거나 플라크에 절개를 가한 뒤, 이식편을 접합하여 결손을 보완하는 술식이다. 일반적으로 다음의 세 단계로 진행된다.

- 신경혈관다발 또는 요도의 박리
- 플라크 절제 또는 절개
- 이식편의 이식

플라크의 절제는 절개에 비해서 술 후 발기부전의 가능성이 상대적으로 높아서, 최근에는 플라크 절개술을 더 많이 사용한다. 페이로니 플라크를 절개 시 일반적으로 절개 끝 부분은 연장하여 "H" 형으로 만들어 준다.

이상적인 이식편은 준비 및 봉합이 쉽고, 유연하고 저렴해야 하며, 감염의 위험, 항원성 및 조직반응, 그리고 합병증이 적어야 한다. 그러나, 이들 장점을 모두 갖춘 이식편은 아직 없으며, 현재 사용되는 이식편은 자가 이식편(autologous graft), 동종/이종 이식편(allograft or xenograft)으로 나눌 수 있다.

현재까지 많은 종류의 자가 이식편들(dermis, saphenous vein, buccal mucosa, proximal crura, tunica vaginalis, fascia lata)이 소개되어 왔으며, 다양한 수술 성적들이 보고되고 있다. 최근에는 정맥이 탄력성이 좋고, 비용이 적게 들며, 이물반응이 없다는 장점이 있어 비교적 흔히 사용되고 있다. 추가적인 절개가 필요하고 이로 인한 합병증이 증가할 수 있다는 것이 자가 이식편의 단점이다. 동종/이종 이식편으로는 현재 사체 또는 소의 심근막(pericardium)과 돼지의 소장 점막하조직(small intestinal submucosa)이 많이 사용되고 있다. 이식편을 얻기 위한 추가적인 절개가 필요 없다는 장점이 있으나 환자에 따라서는 동종/이종 유래 이식편이 신체에 이식되는 것을 꺼려하는 경우도 있으므로 이를 충분히 고려해서 이식편을 결정한다. 일반적으로 이식편은 결손부위보다 20~30% 정도 크게 준비한다. 백막연장술의 치료 성적은 음경만곡의 교정은 74~100%, 발기력 저하는 5~53% 정도이다. 백막연장술은 음경길이를 보존할 수 있는 장점이 있지만 술 후 발기력 저하의 가능성이 높으므로 적절한 환자의 선택이 필요하다. 특이 술 전 발기력 저하가 있는 환자에서는 가급적 시행하지 않는 것이 좋으며, 만약 시행하는 경우에는 술 후 발기력이 더 나빠져서 기존의 약물요법이 반응을 하지 않을 수도 있고, 향후 음경보형물삽입술이 필요할 수도 있음을 충분히 설명하고 수술을 진행하여야 한다.

재건 수술 후 2주 째부터는 음경 마사지와 견인을 해주는 것이 좋다. 하루 5분씩 2회 정도 약 2~4주간 한 손으로는 귀두를 부드럽게 견인하면서 다른 손으로는 음경체부를 마사지 해준다. 그 외 음경견인요법이 술 후 음경길이의 증가에 도움이 된다는 보고가 있고, PDE5 억제제의 매일 투여가 이식편의 생착에 도움을 준다는 견해도 있다.

2) 음경보형물삽입술

페이로니병에서 음경보형물삽입술은 기존의 치료법, 즉 경구 및 주사용 약물요법, 진공압축기 등에 반응하지 않는 심한 발기부전이 동반된 경우에 시행할 수 있다. 굴곡형(malleable) 혹은 팽창형(inflatable) 보형물이 모두 사용될 수 있으나, 팽창형 보형물이 자연스럽고 실린더의 압력으로 음경만곡을 교정하기가 용이해서 일반적으로 더 선호된다. 경도의 음경만곡이 있는 경우에는 보형물 삽입만으로도 음경만곡이 교정될 수 있다. 만곡이 교정되지 않는 경우에는 수기성형술(manual modeling)을 시행하도록 한다. 수기성형술은 음경보형물을 삽입한 뒤에 음경만곡의 반대 방향으로 음경을 강하게 굽힌 뒤 90초 이상 유지하는 방법으로, 플라크가 분리되어 터지도록 하기 위한 방법이다. 이 방법을 사용하기 위해서는 실린더가 큰 압력을 견딜 수 있어야 하기 때문에, AMS 700CX 또는 Mentor alpha-1의 실린더가 적합하며, AMS 700LGX는 적합하지 않다. 상기 방법 후에도 30도 이상의 음경만곡이 지속될 경우에는 플라크의 절개 및 이식편의 사용이 필요할 수도 있다(표 2). 보통 심근막 또는 소장점막하조직 등의 동종/이종 이식편이 이용되며 자가 진피는 보형물 감염의 위험성이 있어 일반적으로 추천되지 않는다. 여러 연구에서 음경보형물삽입술 후 높은 치료성적과 만족도를 보이고 있다.

■ 참고문헌

1. Biagiotti G, Cavallini G. Acetyl-L-carnitine vs tamoxifen in the oral therapy of Peyronie's disease: a preliminary report. BJU Int 2001; 88: 63-7.
2. Di Stasi SM, Giannantoni A, Stephen RL, Capelli G, Giurioli A, Jannini EA, et al. A prospective, randomized study using transdermal electromotive administration of verapamil and dexamethasone for Peyronie's disease. J Urol 2004; 171: 1605-8.
3. Gelbard M, Goldstein I, Hellstrom WJ, McMahon CG, Smith T, Tursi J, et al. Clinical efficacy, safety and tolerability of collagenase clostridium histolyticum for the treatment of peyronie disease in 2 large double-blind, randomized, placebo controlled phase 3 studies. J Urol 2013; 190: 199-207.
4. Greenfield JM, Shah SJ, Levine LA. Verapamil versus saline in electromotive drug administration for Peyronie's disease: a double-blind, placebo controlled trial. J Urol 2007; 177: 972-5.

5. Hatzimouratidis K, Eardley I, Giuliano F, Hatzichristou D, Moncada I, Salonia A, et al. EAU guidelines on penile curvature. Eur Urol 2012; 62: 543-52.
6. Hauck EW, Mueller UO, Bschleipfer T, Schmelz HU, Diemer T, Weidner W. Extracorporeal shock wave therapy for Peyronie's disease: exploratory meta-analysis of clinical trials. J Urol 2004; 171: 740-5.
7. Hellstrom WJ, Kendirci M, Matern R, Cockerham Y, Myers L, Sikka SC, et al. Single-blind, multicenter, placebo controlled, parallel study to assess the safety and efficacy of intralesional interferon alpha-2B for minimally invasive treatment for Peyronie's disease. J Urol 2006; 176: 394-8.
8. Kendirci M, Nowfar S, Gur S, Jabren GW, Sikka SC, Hellstrom WJ. The relationship between the type of penile abnormality and penile vascular status in patients with peyronie's disease. J Urol 2005; 174: 632-5.
9. Levine LA, Goldman KE, Greenfield JM. Experience with intraplaque injection of verapamil for Peyronie's disease. J Urol 2002; 168: 621-5.
10. Levine LA, Greenfield JM. Establishing a standardized evaluation of the man with Peyronie's disease. Int J Impot Res 2003; 15: S103-12.
11. Levine LA, Larsen SM. Surgery for Peyronie' s disease. Asian J Androl 2013; 15: 27-34.
12. Ryu JK, Suh JK. Peyronie' s disease: current medical treatment and future perspectives. Kor J Urol 2009; 6: 527-33.
13. Safarinejad MR, Asgari MA, Hosseini SY, Dadkhah F. A double-blind placebo-controlled study of the efficacy and safety of pentoxifylline in early chronic Peyronie's disease. BJU Int 2010; 106: 240-8.
14. Safarinejad MR, Hosseini SY, Kolahi AA. Comparison of vitamin E and propionyl-L-carnitine, separately or in combination, in patients with early chronic Peyronie's disease: a double-blind, placebo controlled, randomized study. J Urol 2007; 178: 1398-403.
15. Safarinejad MR. Therapeutic effects of colchicine in the management of Peyronie's disease: a randomized double-blind, placebo-controlled study. Int J Impot Res 2004; 16: 238-43.
16. Soh J, Kawauchi A, Kanemitsu N, Naya Y, Ochiai A, Naitoh Y, et al. Nicardipine vs.

saline injection as treatment for Peyronie's disease: a prospective, randomized, single-blind trial. J Sex Med 2010; 7: 3743-9.

17. Teloken C, Rhoden EL, Grazziotin TM, Ros CT, Sogari PR, Souto CA. Tamoxifen versus placebo in the treatment of Peyronie's disease. J Urol 1999; 162: 2003-5.
18. Weidner W, Hauck EW, Schnitker J. Peyronie's Disease Study Group of Andrological Group of German Urologists. Potassium paraaminobenzoate (POTABA) in the treatment of Peyronie's disease: a prospective, placebo-controlled, randomized study. Eur Urol 2005; 47:530-5.

진단

대부분의 청소년들에서 정계정맥류는 신체검사에서 우연히 발견되는 경우가 많고 통증이나 불편감 또는 고환부종을 호소하는 경우는 드물다. 정계정맥류와 관련된 통증의 보고는 2~11%에 불과하고, 소수의 경우에서 스포츠와 관련되거나 또는 외상에 의해 파열된 후에 정계정맥류로 진단되기도 한다.

성인 정계정맥류 역시 대체로 증상은 없으며 불임 검사과정에서 발견되는 수가 많다. 주요 호소증상이 음낭 종물인 경우에는 서혜부탈장, 음낭수종, 정액류 등과 감별해야 한다.

1. 신체검사

바로 누운 자세와 선 자세 모두에서 시행하는 것이 좋으며 따뜻한 방에서 검사를 한다. 편하게 있는 상태와 발살바 법(Valsalva maneuver)를 시행할 때 각각 고환을 관찰하고 정삭을 촉지 한다. 만져지는 정계정맥류의 등급은 아래와 같다.

표 1. **정계정맥류 등급**

Grade 0	무증상 정계정맥류인 경우 색도플러초음파에서 관찰되지만 촉지 되지 않을 때
Grade 1	발살바 법에만 촉지 될 때
Grade 2	쉽게 촉지 가능하나 육안적으로는 관찰되지 않을 때
Grade 3	육안적으로 쉽게 관찰될 때

우측 정계정맥류가 누운 상태에서도 사라지지 않고 관찰되는 경우 복부 종물의 확인을 위한 평가가 필요하다. 그 외 신체검사에서 확인하여야 할 중요

한 소견은 고환의 용적과 경도이다. 고환용적은 고환측정기(orchidometer)를 이용하거나 초음파를 이용해 측정하며, 이때 반드시 양쪽 고환의 용적을 비교해야 한다. 양쪽 고환의 용적차이가 2mL 이상 혹은 20% 이상이면 수술적 치료가 필요하다. 신체검사에서는 만져지거나 나타나지 않지만 영상학적 검사에서 발견되는 경우를 준임상적 정계정맥류(subclinical varicocele)라 분류하고 치료 후 정액지표의 개선을 보고한 연구가 최근 많이 발표되고 있다.

2. 색도플러초음파검사

음낭 색도플러초음파검사는 정계정맥류의 진단에 쉽고 비침습적인 검사방법으로 많이 이용되고 있다. 그러나 정계정맥류를 진단하기 위한 색도플러초음파의 사용은 무증상 정계정맥류의 유병률을 증가시킬 수 있다.

색도플러초음파검사를 사용한 정계정맥류의 진단기준은 성인과 소아청소년에서 다소 다르다. 논의의 여지가 있으나 정계정맥의 지름이 성인에서는 대략 3mm, 소아청소년에서는 기립자세에서 2mm 이상이고 발살바법으로 역류하는 혈류를 보이면 정계정맥류로 진단 할 수 있다(그림 3). 초기 검사뿐 아니라 추적검사에서도 고환 크기는 반드시 확인하여야 한다. 색도플러초음파검사를 시행하는 경우에는 선 자세 및 바로 누운 자세에서 각각 시행하며 확장된 정맥의 수 및 모든 정맥의 굵기를 측정하여 기록하는 것이 필요하다. 아직까지는 음낭 색도플러초음파검사가 모든 환자에서 진단에 필요한 지에 대해서는 다소 이견이 있으나, 신체검사에서 정계정맥류가 확실하지 않으나 의심이 될 때, 재발한 경우 및 술 후에도 지속되는 환자에서는 시행하는 것이 좋다.

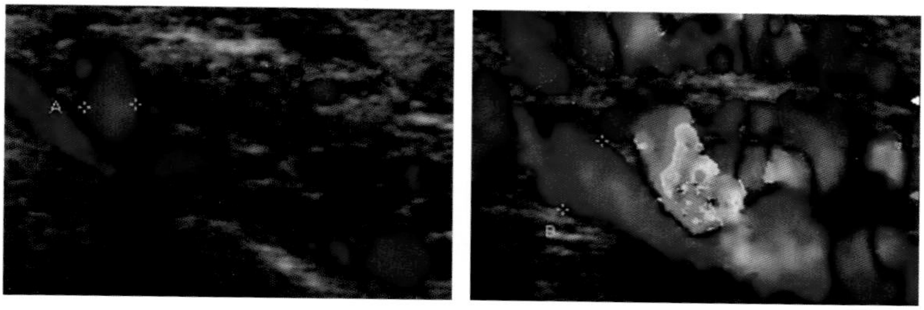

그림 3. 색도플러초음파. (좌: rest, 우: Valsalva maneuver)

3. 그 외의 검사

내정계정맥을 선택적으로 조영하는 정계정맥조영술은 정계정맥류의 진단에 가장 정확한 방법이다. 그러나 검사 방법이 매우 침습적이고 기술적인 문제로 일상적으로 이용되지는 않는다. 따라서 수술적 치료 후 재발하거나 증상의 호전이 없을 시 정계정맥의 역류 위치를 알아보고 동시에 색전술을 시행할 목적으로 사용된다. 고도의 정계정맥류에서 GnRH자극에 대한 황체형성호르몬, 난포자극호르몬 분비의 과민반응을 보는 GnRH자극검사도 있으나, 향후 가임력과의 관계가 분명하지 않아 많이 시행하고 있지 않지만, GnRH 자극에 의한 LH 및 FSH의 과대반응은 Leydig 세포의 기능이상과 세관의 기능이상을 시사한다. 방법은 GnRH를 주사하고 일정시간 간격으로 LH와 FSH를 3~4회 측정하여 주사전의 수치와 비교하여 과대반응의 경우 양성으로 판정한다. 이는 특히 사춘기 이전의 소아에서 고환기능평가에 유용하다.

치료

1. 치료의 적응증

불임으로 내원한 환자에서 배우자의 가임력이 정상이거나 치료 가능할 경우, 신체검사에서 정계정맥류가 만져지고, 남성의 정액 지표나 정자 기능 검사가 비정상일 경우에 정계정맥류의 치료가 필요하다. 청소년기 정계정맥류에서는 양측 고환용적의 차이가 2mL 혹은 20% 이상인 경우와 통증이 동반된 3등급의 심한 정계정맥류에서는 수술을 하여야 한다. 고환용적의 감소가 없으면 일 년마다 신체검사를 시행하고 정액채취가 가능한 시점이 되면 정액검사를 시행한다.

2. 치료 방법

1) 정계정맥류절제술

음낭 접근법, 후복막 접근법, 미세수술을 이용한 서혜부 및 저위서혜부 접근법, 복강경하 접근법이 있으며 각 술식의 장단점이 있다(표 2).

음낭 접근법은 고대부터 시행된 방법으로 음낭을 절개하여 정계정맥류를 결찰한 뒤 절제하는 방법이다. 망상정맥총이 고환 동맥과 뒤엉켜 있어 고환 동맥의 손상에 의한 고환 위축의 가능성과 이로 인한 정자 형성 장애가 초래될 수 있어 현재 추천되고 있지 않다.

후복막 접근법은 내서혜륜 위치에 절개를 가하고 외복사근 및 내복사근을 벌리고 후복막으로 내정계정맥에 접근한다. 이 방법은 고환동맥이 내정계정맥과 구별이 잘 되고, 결찰해야 할 정맥의 수가 적기 때문에 수술 시간이 짧은 장점이 있다. 후복막 접근법의 단점은 특히 고환동맥을 보존했을 때 재발의 빈도가 높다는 것이다. 고환동맥을 결찰했을 때 재발의 빈도는 감소하지만 고환 동맥의 결찰이 정자형성에 미치는 영향은 불확실하나 최소한 고환 기능에 도움이 되지는 않을 것으로 추정할 수 있다.

미세수술을 이용한 서혜부 및 저위서혜부 접근법은 수술현미경을 이용하여 고환동맥과 림프관을 보존함으로써 술 후 발생할 수 있는 음낭수종이나 고환위축 등의 합병증을 줄이며 육안적 수술에 비해 재발률도 월등히 낮다.

복강경하 접근법은 본질적으로 후복막 접근법이지만 확대된 시야로 고환동맥 및 림프관을 보존할 수 있다. 현미경하 서혜부 접근법이 국소 혹은 부위마취가 가능한 반면 복강경하 접근법은 전신 마취가 필요하며 절개법에 비해 비용이 더 비싸며 드물지만 장, 혈관, 인접 장기의 손상의 합병증이 생길 수 있다. 장점은 술 후 회복이 빠르다는 것과 양측 정계정맥류절제술 시 적당한 접근법이다.

표 2. **정계정맥류절제술의 각 술식의 장단점**

술식	장점	단점
후복막 접근	결찰 정맥 수가 적음 동맥 구별이 용이	술 후 통증 높은 재발율
고식적 서혜부 접근	동맥 보존 용이	높은 재발율
미세술기 하 서혜부 또는 저위서혜부 접근	적은 통증 외정계정맥 결찰 가능	비교적 긴 수술 시간 결찰해야 할 정맥의 수가 많음
복강경하 접근	양측 동시 수술 가능 빠른 회복	전신마취필요 높은 수술비용
경피적 색전술	절개가 필요 없음 진단과 치료가 동시에 가능	방사선 피폭 높은 재발율

2) 경피적 색전술

혈관조영술을 시행하여 내정계정맥을 풍선, 코일 등으로 막는 방법이다. 치료 효과가 절제술에 비해 높지 않으며 소아에서는 전신마취가 필요하고 기술적인 어려움과 합병증의 가능성이 높아 재발된 경우를 제외하고는 잘 사용하지 않는다.

4. 치료 성적

정계정맥류절제술 후 정액 지표의 변화를 연구한 메타 분석에서 정자의 농도는 9.7×10^6/mL, 정자 운동성은 9.9%, 정자 형태는 3% 증가하였다. 정계정맥류절제술 후 임신율은 평균 술 후 8개월째 30~50%로 보고되고 있으며, Marmar 등이 2007년 보고한 정계정맥절제술 후 임신율의 메타 분석에서 임신율을 2.87배 증가시키는 것으로 보고되었다.

5. 합병증

치료 후 발생할 수 있는 합병증(표 3)으로는 음낭수종, 재발 및 고환 위축 등이 있다. 음낭수종은 미세술기를 이용할 경우 거의 발생하지 않지만 육안

표 3. **치료법에 따른 합병증**

수술방법	동맥 보존	음낭수종(%)	재발(%)	잠재적인 심각한 이환율
후복막 접근	No	7	15~25	No
고식적 서혜부 접근	No	3~30	5~15	No
미세술기 하 서혜부 또는 저위서혜부 접근	Yes	0	1.0	No
복강경하 접근	Yes	12	3~15	Yes
경피적 색전술	Yes	0	15~25	Yes

적 수술 시에는 3~30%까지 발생한다. 정계정맥류가 재발하거나 치료 후 지속되는 빈도는 치료 방법에 따라 차이가 있다. 고환동맥의 손상은 절개부위가 음낭 쪽으로 내려 갈수록 위험성이 높아진다. 하지만 술 중 고환동맥이 손상되어도 정관동맥 및 고환올림근동맥(cremasteric artery)가 존재하므로 실제 고환위축이 발생할 확률은 1% 미만이다.

6. 추적관찰

남성불임으로 정계정맥류절제술을 시행한 경우 술 후 4개월째 정액검사를 시행하며, 이후 임신이 확인될 때까지 매년 정액검사를 통해 정액지표의 변화를 관찰한다.

■ **참고문헌**

1. Abdulmaaboud MR, Shokeir AA, Farage Y, Abd El-Rahman A, El-Rakhawy MM, Mutabagani H. Treatment of varicocele: a comparative study of conventional open surgery, percutaneous retrograde sclerotherapy, and laparoscopy. Urology. 1998;52:294-300
2. Agarwal A, Deepinder F, Cocuzza M, Agarwal R, Short RA, Sabanegh E et al. Efficacy of varicocelectomy in improving semen parameters: new meta-analytical approach. Urology. 2007;70:532-8
3. Goldstein M. Surgical management of male infertility. In: Wein A, Kavoussi LR, Novick AC, Partin AW, Peters CA, editors. Campbell-Walsh Urology. Philadelphia, PA: Elsevier Saunders; 2012:648-87
4. Marmar JL, Agarwal A, Prabakaran S, Agarwal R, Short RA, Benoff S et al. Reassessing the value of varicocelectomy as a treatment for male subfertility with a

new meta-analysis. Fertil Steril. 2007;88:639-48
5. Matkov TG1, Zenni M, Sandlow J, Levine LA. Preoperative semen analysis as a predictor of seminal improvement following varicocelectomy. Fertil Steril. 2001;75:63-8
6. Niedzielski J, Paduch DA. Recurrence of varicocele after high retroperitoneal repair: implications of intraoperative venography. J Urol. 2001;165:937-40
7. Niedzielski J, Paduch D, Raczynski P. Assessment of adolescent varicocele. Pediatr Surg Int. 1997;12:410-3
8. Noske HD, Weidner W. Varicocele-a historical perspective. World J Urol. 1999;17:151-7
9. Perimenis P, Markou S, Gyftopoulos K, Athanasopoulos A, Barbalias G. Effect of subinguinal varicocelectomy on sperm parameters and pregnancy rate: a two-group study. Eur Urol. 2001;39:322-5
10. Roy CR, Wilson T, Raife M, Horne D Varicocele as the presenting sign of an abdominal mass J Urol. 1989 ;141:597-9
11. Seo JT, Kim KT, Moon MH, Kim WT. The significance of microsurgical varicocelectomy in the treatment of subclinical varicocele. Fertil Steril. 2010 Apr;93(6):1907-10
12. Sivanathan C, Abernethy LJ. Retrograde embolisation of varicocele in the paediatric age group: a review of 10 years' practice. Ann R Coll Surg Engl. 2003;85:50-1
13. Walsh PC, White RI Jr. Balloon occlusion of the internal spermatic vein for the treatment of varicoceles. JAMA. 1981;246:1701-2
14. Watanabe M, Nagai A, Kusumi N, Tsuboi H, Nasu Y, Kumon H. Minimal invasiveness and effectivity of subinguinal microscopic varicocelectomy: a comparative study with retroperitoneal high and laparoscopic approaches. Int J Urol. 2005;12:892-8
15. Zampieri N, Ottolenghi A, Camoglio FS. Painful varicocele in pediatric age: is there a correlation between pain, testicular damage and hormonal values to justify surgery? Pediatr Surg Int. 2008 ;24:1235-8

남성과 호르몬

Male & Hormones

CHAPTER 15

한상원 (연세의대)
박종관 (전북의대)
손환철 (서울의대)
김수웅 (서울의대)

남성과 호르몬

Male & Hormones

배뇨장애와 호르몬

1. 서론

그 동안 여러 연구자들이 남성호르몬과 전립선 비대증의 관계, 그리고 하부요로증상과의 연관성에 대해 조사했지만, 아직까지 명확한 결론을 내리지 못한 상태다. 실제 임상에서는 남성호르몬 부족으로 인한 남성 갱년기 증상을 호소하는 고령 환자들 중 상당수가 전립선 비대증으로 인한 하부요로증상을 보이고 있다. 일부 의사들은 이런 환자들에서 남성호르몬의 투여가 전립선 비대증과 이로 인한하부요로증상을 악화시키는 것은 아닐지 우려를 나타냈지만, 최근 연구들은 남성호르몬 보충요법이 오히려 하부요로증상의 개선에 도움이 된다는 결과를 제시하고 있다.

2. 남성호르몬이 비뇨기계 장기에 미치는 영향

비뇨기과 장기 중에서도 요도와 방광의 상피세포에는 남성호르몬 수용체가 광범위하게 분포되어 있는데, 남성호르몬 testosterone과 그 활성체 dihydrotestosteone; DHT는 이러한 남성호르몬 수체에 작용하여, 골반 내 자율신경계 반사활동을 유지하고, 방광근육의 수축을 억제함으로써 배뇨기능에 영향을 미치는 것으로 알려져 있다. 최근 거세한 쥐를 이용한 연구를 통해 밝혀진 바에 따르면, 남성호르몬의 억제는 방광 및 요도, 음경해면체에서 citrate synthase-thapsigargin sensitive Ca(2+) ATPase 및 choline acetyl-transferase의 기능변화를 유발해 세포내 미토콘드리아및 근소포체의 기능에 영향을 미친다고 한다. 한편 NO는 음경뿐만 아니라 다른 비뇨기계 장기에서도 신경전달물질로서 기능을 수행하는데, 남성호르몬의 작용을 매개하는 것으로 확인되었다.

3. 남성호르몬 보충요법과 하부요로증상

몇몇 대규모 단면적 연구를 통해 남성호르몬 보충요법이 전립선비대 및 혈청 전립선특이항원 수치상승과 관련이 있다는 사실이 밝혀졌다. 하지만 그럼에도 불구하고 남성호르몬 보충요법과 하부요로증상과의 관계는 여전히 쉽게 단정지을 수가 없다. 왜냐하면 하부요로증상이 꼭 전립선비대와 상응해서 발생하는 것이 아니기 때문이다. 이론적으로는 나이가 들면서 남성호르몬이 부족해지면, 이로 인해 전립선비대가 감소되고 결과적으로 하부요로증상이 줄어들 것으로 기대해볼 수 있지만, 실제로 남성호르몬 부족증상과 하부요로증상은 모두 나이가 증가함에 따라 발생빈도가 증가하는 것으로 나타났다. 한편 일부에서는 남성호르몬의 투여가 전립선 비대증을 심화시켜 하부요로증상을 악화시키는 것은 아닐지 우려를 나타냈으나, 최근 연구들은 남성호르몬 보충요법이 하부요로증상에 미치는 영향이 없거나 혹은 오히려 유익한 영향을 줄 것이라고 결론 내리고 있다(표 1). 이러한 남성호르몬 보충요법의 작용기전은 아직 명확하게 규명되지는 않았지만 연구자들은 남성호르몬이 전립선에 작용하는 동시에, 그 외 배뇨와 관련된 장기에도 영향을 미쳤기 때문에 전체적으로 하부요로증상 개선을 유도했을 것으로 추측하고 있다.

표 1. Recent Studies regarding the effects of testosterone replacement therapy and lower urinary tract symptoms

Author	Year	Study Type	Patient Number	TRT	Measurement	Results
Takao	2009	Case series	21	125 mg TEIM 5000 IUhCG	AMS, IPSS, IIEF5, TT, prostatevolume, PSA	No change in voiding symptoms after3 months
Haider	2009	Case series	95	Testostero-neun decanoate	waist circumference, cholesterol,CRP, PVR, IPSS, prostatevolume, PSA	Significant decrease in PVR, IPSS and CRP
Amano	2010	Case series	41	6 mg/day testosterone ointment	AMS, IPSS, IIEF5, SF-36, MOS,TT, FT	All IPSS domains improved, voiding>storage
Shigeh-ara	2011	RCT	46	250 mg TE Q4 weeks	IPSS, maximal flow rate, PVR,muscle volume	Significant improvement in IPSS, maximal flow rate, voided volume at 12-month visit
Yassin	2014	Case series	261	testosterone undecanoate	IIEF5, IPSS, PVR, prostate volume, PSA	Significant decrease in IPSS

Studies since 2009. Abbreviations: IPSS: International Prostate Symptom Score, TT/FT: total/free testosterone, LH:luteinizing hormone, FSH: follicle stimulating hormone, PL: Prolactin, E2: estradiol, AMS: Aging Male Symptom Score, MOS: Medical Outcomes Study, SF-36: Short Form Health Survey 36 item, IIEF-5: international Index of Erectile Function.

Takao 등은 125 mg testosterone enathate 혹은 5000 IU hCG 주사 제재로 남성호르몬 보충요법을 받는 21명의 환자를 3개월간 추적관찰하여 그 결과를 보고하였는데, 남성갱년기증상점수, 국제발기능설문지점수, 삶의 질 점수는 3개월 전에 비해 호전된 것으로 나타났으나, 국제전립선증상점수는 별다른 차이를 보이지 않았다. 이는 남성호르몬의 투여가 전립선 비대증을 심화시켜 하부요로증상을 악화시킬 것이라는 우려와는 다른 결과였다.

이후 연구자들은 한발 더 나아가 남성호르몬 보충요법이 하부요로증상 개선에 도움이 될 수 있다고 주장하였다. Amano 등은 41명의 환자에게 경피형 연고제재를 통한 남성호르몬 보충요법을 3개월간 시행하였는데, 그 결과 치료를 받은 환자들에서 국제전립선증상점수와 국제발기능설문지점수가 유의하게 호전되었다고 보고하였다.

좀더 많은 환자를 대상으로 한 장기간의 연구 결과도 있다. Haider 등은 1년간 남성호르몬 보충요법을 받는 95명의 환자를 대사증후군과 하부요로증상의 측면에서 분석하였는데, 남성호르몬 보충요법을 받은 환자들에서 대사증후군의 개선과 함께 국제전립선증상점수의 호전, 배뇨 후 잔뇨량 감소, 염증수치 감소 등의 긍정적인 결과를 확인할 수 있었다. 그리고 이 연구에서도 전립선의 크기와 국제전립선증상점수 간의 유의한 상관관계는 확인할 수 없었다. Yassin 등도 2014년 5년간 남성호르몬 보충요법을 시행 받은 261명의 환자를 분석해 보고하였는데, 남성호르몬 보충요법 이후 국제전립선증상점수가 유의하게 호전되었으며, 이러한 결과는 체중변화나 발기부전치료제의 사용여부와는 관계가 없었다고 밝혔다.

위와 같은 환자군연구 이외에 더 높은 신뢰도를 갖는 무작위배정연구에서도 비슷한 결과가 보고되었다. Shigehara등은 250mg의 testosterone enathate 주사 제재를 4주에 한번씩 맞는 방식으로 12개월 동안 남성호르몬 보충요법을 시행 받은 치료군을 비치료군과 비교한 결과, 국제전립선증상점수, 요속 및 잔뇨량이 치료 전에 비해 호전되고, 근육량도 유의하게 증가했다고 보고하였다. 이렇듯 환자군연구 뿐만 아니라 무작위배정연구에서도 비슷한 결과가 나오면서 남성호르몬 보충요법이 하부요로증상개선에 도움이 될 것이라는 주장이 힘을 얻고 있는 상황이다.

한편 이러한 임상 연구 결과를 뒷받침할 수 있는 이론적 근거를 밝혀내기 위해 많은 실험적 연구들이 진행되었다. 대표적으로 Zhang 등은 거세한 쥐를 이용한 연구를 통해 남성호르몬이 감소되면 방광조직의 섬유화가 유발되고, 방광의 유순도와 용적이 감소된다는 사실을 밝혀냈다. 이를 바탕으로, 노인 환자에서 남성호르몬 부족으로 야기될 수 있는 방광의 변화를 남성호르몬 보충요법이 예방하여 배뇨기능을 유지할 수 있다고 유추해 볼 수 있다. 요컨대, 남성호르몬 보충요법이 비뇨기계 및 배뇨기능에 미치는 영향은 단순히 전립선에만 국한되지 않는다는 것이 현재까지의 결론인 셈이다.

4. 남성호르몬 보충요법과 전립선 비대증 치료

5-알파환원효소억제제는 대표적인 전립선 비대증 치료약물로서 체내에서 주된 형태로 존재하는 남성호르몬 testosteone이 보다 강한 활성을 띄는 활성체 dihydrotestosteone; DHT형태로 전환되는 것을 차단하는데, 특히 전립선에서 주된 작용을 나타낸다. 따라서 5-알파환원효소억제제에 의하여 남성호르몬 활성체의 혈중 및 전립선내 농도가 감소하게 되면 이 활성체에 영향을 받는 전립선 세포의 유전자 발현이나 단백질 합성에도 이상이 발생하게 되는데, 이는 결과적으로는 전립선 조직세포의 괴사 및 전립선 크기감소를 유도해 전립선 비대증과 관련된 배뇨장애 증상을 개선하고, 전립선 비대증의 진행을 예방한다고 알려져 있다. 최근 전립선 비대증 관련 연구에서는 이러한

5-알파환원효소억제제를 알파차단제와 함께 12개월간 복용했을 때 알파차단제 단독복용에 비해 더욱 우수한 배뇨증상 개선 효과를 보이며, 또한 복합 치료군에서 단독 치료군에 비해 요폐 및 수술적 치료의 필요 빈도가 유의하게 감소되는 것으로 보고되었다.

한편 남성호르몬 보충요법은 체내 남성호르몬 수치를 정상 수준으로 높이므로 5-알파환원효소억제제가 남성호르몬 활성체의 혈중 및 전립선내 농도를 낮추는 효과를 떨어뜨리는 것이 아닌지에 대한 논란이 있었다. 하지만 실제로 많은 연구에서 남성호르몬 보충요법을 통해 남성호르몬 수치가 정상 수준까지 회복시키더라도 전립선내 남성호르몬과 호르몬 활성체의 농도는 영향을 받지 않으며, 결국 남성호르몬 보충요법이 5-알파환원효소억제재의 작용에 미치는 영향은 크지 않다고 보고하였다. 그리고 일반적인 남성호르몬보충요법이 전립선 크기를 증가시킬 수 있다고 알려진 바와 달리 남성호르몬 활성체를 이용해 보충요법을 시행한 경우에는 전립선 크기를 증가되지 않는다고 주장이 있었다. Idan 등은 50세 이상의 성인남성 114명을 대상으로 젤 타입의 남성호르몬 활성체 DHT 무작위배정연구를 2년간 시행하였는 데, 그 결과 남성호르몬 활성체 DHT를 처방받았던 환자군에서는 전립선의 크기가 유의하게 증가하지 않았다고 보고하였다.

Marberger 등은 5-알파환원효소억제제 중 dutasteride를 복용하는 4,254명 환자를 대상으로 2년간의 추적관찰 결과를 보고하였다. 대상 환자를 남성호르몬 수치 300ng/dL를 기준으로 두 군으로 나누어서 비교 분석을 시행하였는데, 전립선특이항원, 전립선크기, 국제전립선증상점수 및 국제발기능설문지 점수는 남성호르몬 수치에 따라 차이를 보이지 않았으며, 반대로 남성호르몬 수치 또한 durasteride 작용에 영향을 미치지 않았던 것으로 나타났다.

이중눈가림 무작위배정연구 결과를 바탕으로 비슷한 논의가 있었다. 확인할 수 있었다. Page 등은 남성호르몬수치가 280 ng/mL 미만으로 감소되어있고, 전립선의 크기가 30g이 넘는 환자, 총 53명을 대상으로 이중눈가림 무작위배정연구를 시행하였다. 치료군은 젤타입의 남성호르몬 젤을 바르고, 동시에 dutasteride를 복용하였고, 대조군은 젤타입의 남성호르몬 젤을 바르고 위약을 복용하였다. 6개월 간의 투약 결과 후 치료군에서 전체 남성호르몬 수치는 증가한 반면, 남성호르몬활성체의 농도가 감소되었다. 또한 전립선 특이항원수치와 전립선의 크기 모두 유의하게 감소되었으며, 배뇨증상도 호전되었다. 반면 대조군에서는 전체 남성호르몬수치와 남성호르몬 활성체 수치가 모두 증가되었고, 전립선특이황원수치와 전립선의 크기도 증가되었다. 배뇨증상은 치료군과 마찬가지로 호전되었다. Page 등은 이러한 결과를 토대로 남성호르몬 요법이 duteristeride의 효과에 영향을 미치지 않았다고 주장하였다.

전립선과 호르몬

1. 남성호르몬의 합성과 전립선에서의 작용

전립선의 상피는 상피세포와 간질세포로 구성된다. 상피세포는 내강분비세포(luminal secretory epithelial cell), 기저세포(basal cell), 신경내분비세포(neuroendocrine cell), 중간세포(intermediate cell)로 구성된다. 상피의 기저에 자리잡고 있는 줄기세포에서부터 내강세포, 신경내분비세포, 중간세포 가 분화되어 만들어지는 것 으로 여겨지고 있다. 간질구획은 연결조직(connective tissue), 평활근세포, 섬유아세포(fibroblast)로 구성되어 전립선의 구조를 형성한다. 전립선의 발생과 성장은 남성호르몬에 의해 고도로 질서정연하게 조절되는 일련의 조직형성 과정인 상피세포의 분화, 증식 및 사멸을 통해 이루어진다. 뇌하수체에서 분비되는 프로락틴(prolactine)도 미력하나마 전립선의 성장에 영향을 미친다. 전립선의 발생, 성장과 유지, 분비는 남성호르몬의 지속적인 분비와 성장요소에 의하여 이루어진다. 지금까지 알려진 바에 의하면 라이디히세포에서 프레그네놀론(pregnenolone)으로부터 만들어진 테스토스테론(testosterone)중 약 6~8%만 5-알파환원효소(5-alpha reductase)에 의하여 디하이드로테스토스테론(dihydrotestosterone, DHT)으로 변환되고 디하이드로테스토스테론은 또다시 아로마타제(aromatase) 또는 아로마타제와 상관없이 대사되어 아주 약한 여성호르몬(androstane-3alpha, 17 beta-diol 또는 androstane-3beta, 17 beta-diol)으로 변한다. 또한 테스토스테론은 아로마타제에 의하여 estrogen으로 바뀌어 작용을 한다. Diethylstilbestrol 과 같은 여성호르몬은 뇌하수체의 기능을 억제함으로써 간접적으로 남성호르몬의 전립선에 대한 작용을 감소시킨다. 부신에서 만들어진 androstenedione은 기능이 약한 androgen 의 하나로, 이 역시 테스토스테론과 같이 aromatization을 거쳐 esrtogen으로 변할 수 있다.

2. 전립선 비대증과 호르몬

1) 전립선 비대증과 남성호르몬

사춘기부터 연령이 증가하면서 전립선의 성장에 있어서는, 고환에서 생성되는 남성호르몬이 필요하다. 따라서, 사춘기 이전에 어떠한 유전적 질환 등으로 거세된 경우라면, 전립선 비대가 발생하지 않게 된다. 전립선내의 남성호르몬의 90%는 고환에서 유리된 남성호르몬에서 변환된 디하이드로테스토스테론형태로 존재하며, 나머지 10%는 부신에서 유리된 것으로 구성된다. 세포내에서 디하이드로테스토스테론은 테스토스테론보다 남성호르몬 수용체에 친화력이 더 높으므로 더 강력한 효과를 발휘한다. 남성호르몬에 의존적인 유전자의 비활성화나 남성호르몬의 제거될 경우, 프로그램화된 세포 사멸에 관련된 유전자가 활성화되게 된다.

2) 남성호르몬수용체

비대된 전립선에서는 전립선핵의 남성호르몬수용체가 정상보다 더 많이 존재한다. 나이가 들면서 증가하는 여성호르몬의 증가 역시 남성호르몬수용체의 발현을 높인다.

3) 디하이드로테스토스테론 과 5-알파환원효소

나이가 증가함에 따라 전립선내의 디하이드로테스토스테론의 함량이 많아지게 되고 남성호르몬 수용체의 수가 많아지게 된다. 제 1형 5-알파환원효소는 전립선 이외에도 간과 피부에 존재하며, 제 2형은 주로 전립선에 존재하며 finasteride 와 dutasteride에 의하여 강력히 차단된다. 제 1형 5-알파환원효소는, 전립선암에 있어서 제1형의mRNA, 단백질, 효소가 많이 발현되어 있는 것이 밝혀진 바 있어 전립선 비대증 보다는 전립선암의 발현에 중요한 역할을 하는 것으로 여겨지고 있다. 제 2형 5-알파환원효소는 상피세포에는 거의 없고 간질세포에 주로 분포하므로, 남성호르몬에 의한 전립선의 증식에 중요한 부분은 간질세포 영역이라는 것을 알 수 있다. 따라서 간과 피부에서 만들어진 디하이드로테스토스테론도 전립선 상피세포에 작용할 수 있으며, 따라서 제 1형과 제 2형 5-알파환원효소를 차단하는 약물은 제1형 5-알파환원효소를 차단하는 약물 보다 말초에서 디하이드로테스토스테론의 생산을 더 줄일 수 있는 장점이 있다.

4) 여성호르몬

여성호르몬도 전립선 비대증의 발생에 영향을 주는 것으로 연구되어 있다. 여성호르몬의 투여는 전립선의 간질세포를 자극을 하며, 콜라젠을 증가시킨다. ER-alpha와 ER-beta의 두 수용체가 있으며, ER-alpha는 전립선의 간질세포에, ER-beta는 전립선의 상피세포에 발현한다. 두 개의 수용체는 전립선암을 포함한 전립선 질환에 있어서, 서로 다른 작용 혹은 정 반대의 작용을 하고 있어 ER자극제 또는 억제제로 치료의 목적을 노릴 수 있음을 시사한다. 여성호르몬은 나이가 듦에 따라 증가하며, 전립선내의 여성호르몬도 증가한다. 전립선이 큰 경우 혈중 유리남성호르몬과 더불어 여성호르몬의 양이 높다는 보고도 있다. 프로게스테론의 수용체는 있으나 기능에 대하여서는 더 연구가 필요하다.

5) 다른 기능과 호르몬

남성호르몬의 차단은 전립선상피의 프로그램화된 세포 사멸을 초래한다. 이 과정에서 TGF-beta가 중요한 역할을 한다. 간질세포에서 분비되는 단백질은 상피세포의 분화를 조절하는데 있어서 중요한 역할을 한다. 어떠한 간질의 구성물의 결핍으로 인해 세포의 증식을 억제하는 기능이 무너져서 결국은 전립선 비대증이 발생하는 것으로 여겨진다. 또한 간질세포에서 발생과정의 재인식이 일어나 상피세포의 증식이 일어난다.

6) 성장인자

성장을 촉진하거나 억제하는 많은 성장인자가 있다. 이들과 스테로이드호르몬과의 상호작용은 세포의 증식과 세포사멸 사이의 균형을 변화시켜 결국은 전립선 비대증을 일으킨다. bFGF(FGF-2), acidic FGF (FGF-1), Int-2 (FGF-

3), keratinocyte growth factor, TGF-beta, epithelial growth factor 가 전립선의 성장에 관여하며, TGF-beta 는 전립선정상상피세포의 증식을 강력하게 억제한다. 세포의 증식이 전립선 비대증의 주요한 원인이라면, FGF-1, FGF-2, FGF-7, FGF-17, VEGF, IGF가 중요한 역할을 하며, 이들은 디하드로테스토스테론의 효과를 강화하거나 또는 성장인자 효과를 조절한다. TGF-beta는 상피세포의 증식을 억제한다. 또한 ECM의 합성을 조절하며 세포사멸을 초래한다. TGF-beta는 간질세포를 위한 자가분비 autocrine)성장인자로 알려진 bFGF-2 의 생산을 촉진시킨다.

7) 질환

술은 혈중 테스토스테론과 테스토스테론의 생산을 낮추지만, 전립선 비대증의 발생과는 역관계를 보인다. 즉, 전립선 비대증의 위험인자이다. 간경화는 전립선 비대증의 빈도를 낮춘다는 보고가 있으나, 반대의 보고도 있으며, 알코올의 효과와 간경화를 분리하여 생각할 수 없는 만큼 위험인자로 보는 것이 합당할 것이다. 흡연은 니코틴양을 증가시켜 남성호르몬과 여성호르몬의 양을 증가시켜 전립선 비대증의 발생을 높인다. 남성호르몬에서 여성호르몬으로의 전환(aromatization)의 주된 재료는 지방조직이다. 따라서, 지방조직이 적은, 낮은 체질량지수(body mass index, BMI) 일수록 혈중 남성호르몬의 농도가 높다. 운동을 많이 하지 않거나, 비만, 체질량지수와 대사증후군은 전립선 비대증과 그와 관련된 증상의 발생과 밀접한 관계를 가지고 있다.

3. 전립선 비대증의 치료와 호르몬

고환을 제거하거나, 테스토스테론과 디하이드로테스토스테론의 생산을 억제하는 약물은 전립선의 크기를 줄인다. 이론적으로 황체형성호르몬분비호르몬길항제(LHRH antagonist), 황체형성호르몬분비호르몬작용제(LHRH agonist), 남성호르몬수용체 차단제, 5-알파환원효소억제제가 남성호르몬의 효과를 억제해 비대된 전립선 치료제로 사용될 수 있으나, 부작용, 효과, 편리성, 경제성 등의 평가를 통해 5-알파환원효소억제제 가장 많이 사용되고 있는 약물이다.

남성의 6~8% 또는 60세이상 남성의 20%는 테스토스테론이 정상 이하이며, 성욕감소, 발기부전, 우울증, 신체능력의 감소와 같은 테스토스테론결핍증상을 가진다. 5 알파환원효소차단제는 혈중 테스토스테론을 두 배정도 높이며 디하이드로테스토스테론을 65~85%까지 낮춘다. 하부요로증상이 있는 환자에서 남성갱년기증상을 치료하기 위한 남성호르몬의 투여는 하부료로증상을 개선시킨다는 보고와 그렇지 않다는 상반된 이론이 있어 이에 대하여서는 더 많은 임상연구가 필요하다.

아로마타제는 남성호르몬을 여성호르몬으로 변화시키는 효소이다. 아로마타제억제제의 사용은 여성호르몬이 간질세포의 증식을 통한 전립선 비대증의 발생을 억제할 것이란 이론에 근거한다. 여성호르몬은 간질세포-상피세포상호작용을 통하여 세포의 증식을 조절하는 것으로 여겨지고 있다. 선택적인 아로마타제억제제로 알려진 Atamestane을 이용한 임상연구에서 에스트라디올과 에스트론의 양을 감소시키고, 테스토스테론을 증가시켰으며, 테스토스테론의 증가가 임상적인 효과에 변화를 주지 못한 것으로 결론지었다.

노화와 남성

1. 서론

노화와 함께 다양한 호르몬의 변화가 일어나지만 자연적인 노화현상과 병적현상을 구분하기가 쉽지는 않다. 노화에 따른 남성에서의 호르몬 변화에 대한 연구는 남성호르몬을 중심으로 한 성스테로이드호르몬의 변화에 그 초점이 맞추어져 왔다. Massachusetts Male Aging Study의 추적연구 결과에 따르면 혈중 총테스토스테론과 생체이용 가능 테스토스테론 수치는 매년 감소하며, 성호르몬결합글로부린의 수치는 점차 증가한다. 나이가 들면서 dehydroepiandrosterone (DHEA), dehydroepiandrosterone sulfate (DHEA-S), 코르티솔(cortisol), estrone 수치는 감소하고 dihydrotestosterone (DHT), 생식샘자극호르몬(LH, FSH) 프로락틴 수치는 증가한다. 그 외 나이가 들면서 성장호르몬과 멜라토닌의 혈중 수치가 감소하는 것으로 알려져 있으나 성스테로이드호르몬과는 달리 노인남성만을 대상으로 한 연구는 부족하다.

19세기 Brown Sequard가 동물의 고환에서 얻은 추출물로 다시 젊어질 수 있다고 주장한 이래 여러 호르몬들의 항노화효과에 대한 관심이 지속되어 왔다. 본 장에서는 남성호르몬을 제외한 DHEA, 성장호르몬, 멜라토닌(melatonin)을 주로 다루어 보고자 한다.

1) Dehydroepiandrosterone (DHEA)

나이가 들면서 혈중 DHEA의 수치는 점점 감소하여 70세에 이르면 젊었을 때 수치의 약 10~20%로 낮아진다. 그러나 노화와 필수적으로 수반되는 현상은 아니며 개인별 차가 크다. DHEA는 미국과 한국에서는 의사의 처방이 필요하지 않는 일반 약품으로 판매되고 있으나 유럽에서는 전문 의약품으로 구분하는 나라도 많다. 남녀 모두에서 광범위하게 복용되고 있으며(일반적으로 1일 50 mg 용량), 근육의 양과 힘, 골밀도, 기분, 성기능 등에 긍정적 효과가 보고되었다. 50세 이상의 남녀에서 투여된 DHEA가 근력과 신체기능에 미치는 영향을 평가가 위한 체계평가(systematic review)가 시행되었다. 여덟 개의 무작위대조연구에 포함된 661명의 임상자료를 분석한 결과, 근력과 신체기능에 미치는 DHEA의 긍정적 효과는 일관되지 않았다. 남성만을 대상으로 한 두 개의 무작위대조연구에서 DHEA는 위약과 비교하여 유의한 효과의 차이를 보이지 못하였다. 여드름과 같은 경미한 부작용 외 특별한 부작용이 없는 안전한 약제로 알려져 있으나 2년 이상의 장기 임상연구의 결과는 없어 장기 안전성에 관한 자료는 부족하다.

2) 성장호르몬

선천성 혹은 후천적인 시상하부/뇌하수체의 질환이나 방사선치료, 두부외상 등에 의하여 성장호르몬이 결핍된 경우 성장호르몬 치료가 적극 권장되며 인슐린내성검사(insulin tolerance test)가 표준 진단검사이다. 성장호르몬의 결핍이 확실한 이들 환자들에게 투여된 성장호르몬은 지방뺀체중, 골밀도, 운동능력 등을 증가시키고 심혈관질환의 위험을 감소시킨다.

노화와 함께 나타나는 근육의 양과 힘, 골밀도, 에너지 등의 감소가 성장호르몬 결핍 때 나타나는 증상과 유사하며, 실제 나이가 들면서 성장호르몬의 수치도 감소하므로 항노화 목적의 성장호르몬 치료가 꾸준히 시도되어 왔다. 그러나 체계평가 결과 건강한 노인에서 투여된 성장호르몬의 이득은 미미하여 치료 비용과 발생 가능한 부작용을 감안할 때 항노화 목적의 사용은 허용되지 않는다.

성인에서 시상하부/뇌하수체의 질환이나 두부외상 등과 같은 명백한 병력 없이 성장호르몬이 결핍되는 경우는 매우 드물기 때문에 진단에 있어 표준 진단법의 반복시행과 같은 엄격한 기준이 권장되며, insulin-like growth factor 1 (IGF-1)의 수치만으로 진단이 내려져서는 안 된다. 성장호르몬 결핍이 진단되면 낮은 용량으로 치료를 시작하여 부작용 발생 여부를 관찰하며 용량을 점진적으로 증량시킨다. 아직까지 장기 안전성에 대한 자료는 부족한 편이다.

3) 멜라토닌

멜라토닌은 송과체(pineal gland), 망막, 위장관 등 여러 신체부위에서 생산되며 빛에 의하여 생산이 억제된다. 멜라토닌이 생체시계 조절에 관여하고 노화와 함께 혈중 수치가 감소되며, 항산화 효과를 가지고 있으므로 오래 전부터 항노화제로 이용되어 왔다. 동물실험에서 열량제한이 수명을 연장시키고 위장관에서의 멜라토닌 생산이 증가됨이 입증되었다. 그러나 사람에서 멜라토닌이 수명을 연장하거나 노화를 방지하는 효과가 입증된 바는 없다. 멜라토닌이 노화에 따른 수면장애 치료에 일부 효과가 있다는 보고는 있으며, 일반적으로는 시차 적응을 위해 널리 이용되고 있다.

2. 결 론

노화에 따라 저하되는 여러 호르몬들 중 DHEA, 성장호르몬, 멜라토닌은 항노화제로서의 가능성 때문에 많은 의학적, 사회적 관심을 모아왔다. 현재까지 이들 호르몬제가 제각기 신체와 정신에 일부 긍정적 효과를 지닌 것은 사실이지만 항노화효과에 대해서는 그 효과가 의문시되거나 일관된 결론이 없다. 비교적 안전한 약물들이기는 하지만 노화 자체에 의한 약물의 좁은 안전역을 고려한다면 노인에게 명백한 긍정적 효과가 없는 약물을 투여하는 것은 매우 신중할 필요가 있다. 따라서 성공노화를 달성하기 위한 노력은 충분히 안전성과 효과가 검토된 운동, 영양, 질병 치료를 중심으로 이루어져야 한다.

■ 참고문헌

1. Amano T, Imao T, Takemae K, et al. Testosterone Replacement Therapy by Testosterone Ointment Relieves Lower Urinary Tract Symptoms in Late Onset Hypogonadism Patients. Aging Male.2010;13(4):242-6.
2. Baker WL, Karan S, Kenny AM. Effect of dehydroepiandrosterone on muscle strength and physical function in older adults: a systematic review. J Am Geriatr Soc 2011; 59: 997-1002.
3. Berman DM, Rodriguea R, Veltri RW: Development, molecular biology, and physiology of the prostate. In: Walsh PC, Retik AB, Vanghan ED Jr, Wein A. Jc, editors. Campbell-Walsh Urology 10th ed, Philadelphia: Elsevier Saunders, 2012; 2533-69.
4. Bubenik GA, Konturek SJ. Melatonin and aging: prospects for human treatment. J Physiol Pharmacol 2011; 62: 13-9.
5. Bubenik GA, Konturek SJ. Melatonin and aging: prospects for human treatment. J Physiol Pharmacol 2011; 62: 13-9.
6. Chapple CR, Wein AJ, Abrams P, Dmochowski RR, Giuliano F,Kaplan SA, McVary KT, Roehrborn CG. Lower Urinary Tract Symptoms Revisited: A Broader Clinical Perspective. Eur Urol.2008;54(3):563-9.
7. Favilla V, Cimino S, Castelli T, et al. Relationship Between LowerUrinary Tract Symptoms and Serum Levels of Sex Hormones inMen with Symptomatic Benign Prostatic Hyperplasia. BJUI.2010;106:1700-3.
8. Feldman HA, Longcope C, Derby CA, Johannes CB, Araujo AB, Coviello AD, et al. Age trends in the level of serum testosterone and other hormones in middle-aged

men: longitudinal results from the Massachusetts Male Aging Study. J Clin Endocrinol Metab 2002; 87: 589-98.

9. Gacci M, Corona G, Salvi M, et al. A Systematic Review and Meta-Analysis on the Use of Phosphodiesterase 5 Inhibitors Alone or in Combination with Alpha-Blockers for Lower Urinary Tract Symptoms Due to Benign Prostatic Hyperplasia. EAU.2012;61:994-1003.Recent meta-analysis demonstrating the superiority of dual agent therapy.
10. Haider H, Gooren LJ, Padungtod P, Saad F. Concurrent improvement of the metabolic syndrome and lower urinary tract symptomsupon normalisation of plasma testosterone levels in hypogonadal elderly men. Andrologia. 2009;41(1):7-13.
11. Idan A, Griffiths KA, Harwood DT, et al. Long-Term Effects of Dihydrotestosterone Treatment on Prostate Growth in Healthy, Middle-Ages Men Without Prostate Disease. Ann Intern Med.2010;153:621-32.
12. Ishikawa T, Glidewell-Kenney C, Jameson JL. Aromatase-independent testosterone conversion into estrogenic steroids is inhibited by a 5 alpha-reductase inhibitor. J Steroid Biochem Mol Biol 2006;98:133-8.
13. Kim MJ, Morley JE. The hormonal fountains of youth: myth or reality? J Endocrinol Invest 2005; 28(11 Suppl Proc): 5-14.
14. Kruep EJ, Hogue SL, Eaddy MT, Chandra MD. Clinical andeconomic impact of early versus delayed 5-alpha reductase inhibitor therapy in men taking alpha blockers for symptomatic benign prostatic hyperplasia. P T. 2011;36(8):493-507.
15. Liao CH, Chiang HS, Yu HJ. Serum Testosterone Levels Significantly Correlate with Nocturia in Men Aged 40-79 Years. J Urol.2011;78(3):631-5.
16. Liu H1, Bravata DM, Olkin I, Nayak S, Roberts B, Garber AM, et al. Systematic review: the safety and efficacy of growth hormone in the healthy elderly. Ann Intern Med 2007; 146: 104-15.
17. Marberger M, Roehrborn CG, Marks LS, et al. Relationship among Serum Testosterone, Sexual Function, and the Response to Treatment in Men Receiving Dutasteride for Benign Prostatic Hyperplasia. J Clin Endocrinol Metab. 2006;91 (4):1323-8.

18. McHicholas TA, Kirby RS, Lepor H. Evaluation and nonsurgical management of benign prostatic hyperplasia. In: Walsh PC, Retik AB, Vanghan ED Jr, Wein A. Jc, editors. Campbell-Walsh Urology 10th ed, Philadelphia: Elsevier Saunders, 2012; 2611-654.
19. Molitch ME, Clemmons DR, Malozowski S, Merriam GR, Vance ML; Endocrine Society. Evaluation and treatment of adult growth hormone deficiency: an Endocrine Society clinical practice guideline. J Clin Endocrinol Metab 2011; 96: 1587-609.
20. Morley JE. Scientific overview of hormone treatment used for rejuvenation. Fertil Steril 2013; 99: 1807-13.
21. Nickel JC. Comparison of clinical trials with finasteride and dutasteride. Rev Urol 2004;6 Suppl 9:S31-9.
22. Page ST, Hirano L, Gilchriest J, et al. Dutasteride reduces prostate size and prostate specific antigen in older hypogonadal men with benign prostatic hyperplasia undergoing testosterone replacement therapy. J Urol. 2011 Jul;186(1):191-7
23. Roehrborn CG. Benign prostatic hyperplasia: etiology, pathophysiology, epidemiology, and natural history. In: Walsh PC, Retik AB, Vanghan ED Jr, Wein A. Jc, editors. Campbell-Walsh Urology 10th ed, Philadelphia: Elsevier Saunders, 2012; 2570-611.
24. Roth MY, Dudley RE, Hull L, Leung A, Christenson P, Wang C, Swerdloff R et al. Steady-state pharmacokinetics of oral testosterone undecanoate with concomitant inhibition of 5α-reductase by finasteride. Int J Androl 2011;34:541-7.
25. Samaras N, Papadopoulou MA, Samaras D, Ongaro F. Off-label use of hormones as an antiaging strategy: a review. Clin Interv Aging 2014; 9: 1175-86.
26. Shigehara K, Sugimoto K, Konaka H, et al. Androgen Replacement Therapy Contributes to Improving Lower Urinary Tract Symptoms in Patients with Hypogonadism and Benign Prostate Hypertrophy: a randomized controlled study. Aging Male. 2011;14(1):53-8.RCT examining the relationship between treatment of LOH and LUTS.
27. Takao T, Tsujimura A, Nakayama J, et al. Lower Urinary Tract Symptoms After

Hormone Replacement Therapy in Japanese Patients with Late-onset Hypogonadism: A Preliminary Report.Int J Urol. 2009;16:212-4.

28. Titus MA, Li Y, Kozyreva OG, Maher V, Godoy A, Smith GJ, Mohler JL. 5α-reductase type 3 enzyme in benign and malignant prostate. Prostate 2014;74:235-49.
29. Trifiro MD, Parsons JK, Palazzi-Churas K, Bergstrom J, Lakin C,Barrett-Connor E. Serum sex hormones and the 20-year risk oflower urinary tract symptoms in community-dwelling older men.BJU Int. 2010;105(11):1554-9.
30. van Geijlswijk IM, Korsilius HP, Smits MG. The use of exogenous melatonin in delayed sleep phase disorder: a meta-analysis. Sleep 2010; 33: 1605-14.
31. Veldhuis JD. Aging and hormones of the hypothalamo-pituitary axis: gonadotropic axis in men and somatotropic axes in men and women. Ageing Res Rev 2008; 7: 189-208.
32. Veldhuis JD. Aging and hormones of the hypothalamo-pituitary axis: gonadotropic axis in men and somatotropic axes in men and women. Ageing Res Rev 2008; 7: 189-208.
33. Yassin D-J, Dauaihy YE, Yassin AA, et al. Lower urinary tract symptoms improve with testosterone replacement therapy in men with late-onset hypogonadism: 5-yearprospective, observational and longitudinal registry study. World J Urol. 2014;32:1049-54
34. Zhang Y, Chen J, Hu L, et al. Androgen Deprivation Induces Bladder Histological Abnormalities and Dysfunction via TGF-beta in Orchiectomized Mature Rats. Tohoku J Exp Med.2012;226:121-8.Basic science paper that provides a histological explanation for findings of improvement of LUTS with TRT.

찾아보기

INDEX

국문

ㄱ

ㄴ

ㄷ

ㅁ

ㅂ

ㅅ

ㅇ

ㅈ

ㅊ, ㅋ

ㅌ

ㅍ

ㅎ

영문

S

T

U, V

기타